张秀勤刮痧养生堂

—— 第 2 版 ——

张秀勤

刮痧

快速诊测健康

张秀勤 著

U0255075

北京出版集团
北京出版社

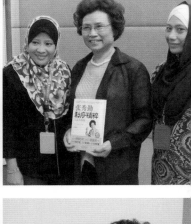
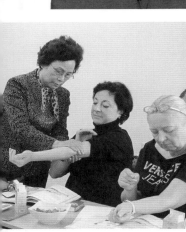
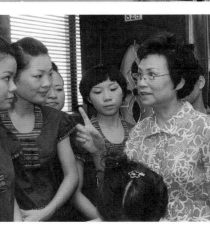
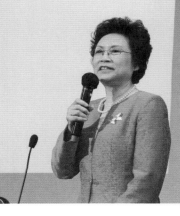
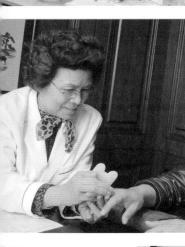
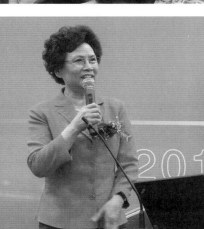
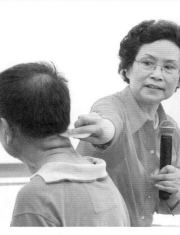
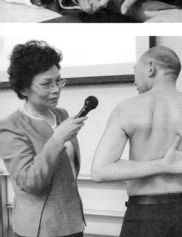
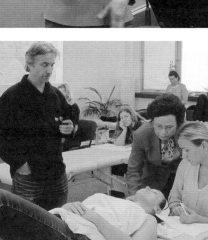
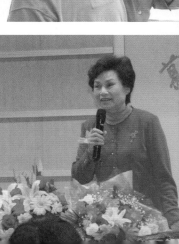

张秀勤全息经络刮痧法

是深受欢迎的绿色疗法

刮痧疗法，历史悠久，源远流长。

刮痧古称砭法，是中医治疗六法之首。中医治疗六法分别是砭、针、灸、药、按跷、导引。砭为第一法，可见其地位之重要、应用之频繁。

张秀勤教授经过多年的临床实践和潜心研究，破解出「痧」之谜，汲取民间刮痧法之精髓，融入新的医学理论，用经络学说和生物全息理论探讨体表皮肤和内脏器官的联系，总结出皮肤与脏腑器官的对应定位规律，独创了「全息经络刮痧法」。她根据现代人的体质特点和保健需求，将刮痧细化为诊断、保健、治疗、美容4个体系，总结出各自的理、法、方、术，使刮痧疗法日益完善。

运用「全息经络刮痧法」对头、面、手、足、脊椎等部位进行简单的刮拭就能诊测全身健康状况，提前发现潜在的健康隐患，对脏腑器官起到一定的保健养护作用。全息经络刮痧法对一些多发病、常见病均有一定的调理作用，如疼痛性疾病、脏腑功能失调性病症等。全息经络刮痧法在治疗病痛的同时，可增强机体自身的调节能力、抗病能力和康复能力。刮痧还可以使人变美，特别是面部养颜美容刮痧，美白祛斑却无痧痕，配合身体刮痧，让美丽由内而生。

刮痧疗法操作简便，易学易懂，效果显著而少副作用。人们在享受刮痧带来健康和美丽的同时，常常惊叹于刮痧的神奇效果。今天，刮痧不但被国人青睐，更跨越了国界，深深吸引着世界各国寻求健康的人们。

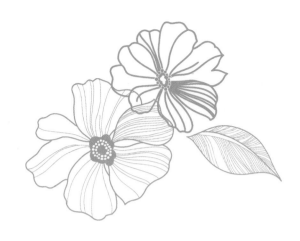

目录

第一章　刮痧能超前诊测健康状况 /1

第二章　超前诊测健康状况的刮拭方法/19

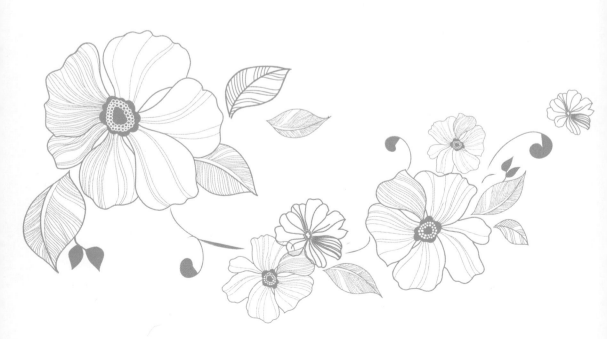

第三章　全息经络刮痧快速自我体检 /27

第四章　10 分钟刮痧自诊常见病症 /111

第五章 刮痧诊测脏腑器官健康状况发展趋向 /143

附录 /168

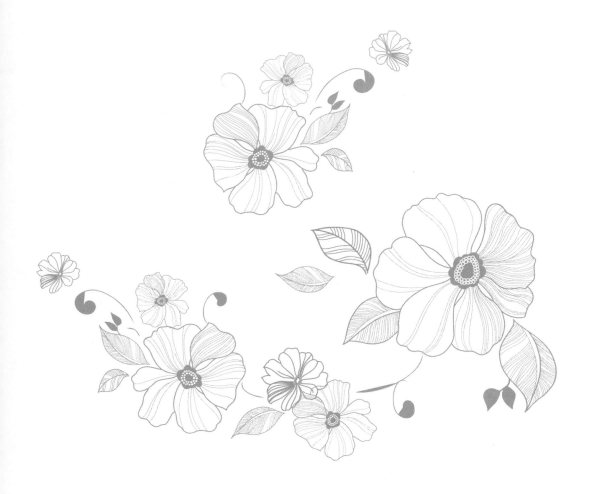

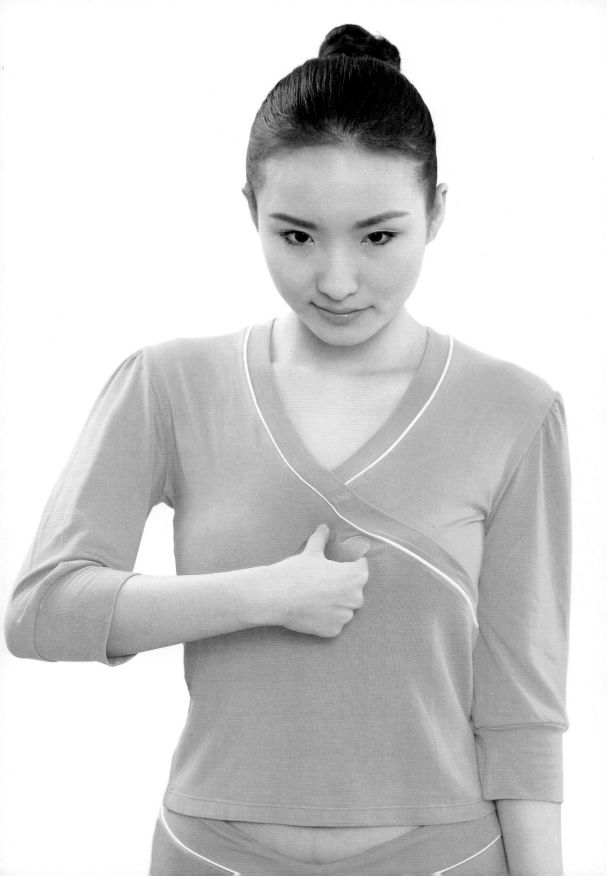

第一章

刮痧能超前诊测健康状况

在人体内，血管就像河流一样把血液运送到全身各处的每一个细胞，供应营养并带走代谢废物。当身体出现亚健康或脏腑器官发生病变时，局部的血液循环就会相应地出现异常改变。根据中医经络学说和气血津液理论，经络是人体全身气血运行的通路，气血不畅百病生。体内只要出现微小变化，经络穴位和局部区域就会出现气血运行障碍，在这些部位刮痧，会有痧斑、疼痛等阳性反应。刮痧疗法这个独有的特点，使它能在身体没有表现出症状之前，及时或提前发现潜在的病变和亚健康的蛛丝马迹。

刮痧为什么能超前诊测健康状况

刮痧测健康为我们提供了一种全新的诊断未病的思路与方法，这一套方法以中医理论为宏观指导，以现代医学微循环理论探讨微观变化，综合分析、判断机体的健康状况。中医认为，气血是组成生命的基本物质，气血运行的状态决定人体的健康状况。通过刮痧了解气血运行的状况，进而可以了解机体的健康状况。

出痧是微循环障碍的表现

遍布于身体各部位粗细不同的血管，把血液输送到全身每一个细胞。血液是细胞的营养源泉，既带来营养，又带走代谢废物和垃圾。血管受神经和体液的调节，非常敏感。当体内外环境在致病因素的作用下使人体出现变化时，无论有无症状，无论疾病发展程度如何，其相应局部的血液循环均会有异常改变，导致气血运行障碍。气血运行障碍首先会在血管腔最细小的部分出现，这就是微循环部位。我们的身体有着强大的代偿功能，一部分微循环出现了障碍，周围部位的微循环会迅速做出调整，细胞、组织并未因此而缺乏营养，影响正常功能，这个时候身体不会有明显症状出现，即使用最先进的仪器进行检查，也很难查出身体异常，这就是人体的亚健康状态。当这种状态超出机体的代偿功能时，就会逐渐发展成严重的亚健康或疾病状态。

用刮痧法可发现气血运行障碍，即便是比较轻微的程度，我们也可以第一时间发现身体的气血变化状况。用刮痧板在皮肤上刮拭，凡血液出现瘀滞的部位，皮肤表面都会出现斑点，这就是痧。这些痧是渗出毛细血管壁外的血液，由于皮肤的屏障作用，这些血液就会停留在皮肤下面形成痧。另外，在这些部位刮痧，刮拭部位除了会有痧斑出现外，还会有不平顺、疼痛等异常反应。

刮痧疗法所独有的特点，是它具有快速诊断的作用，能够帮助我们在身体还没有表现出明显的症状之前，了解身体健康状况，发现疾病的蛛丝马迹，知晓自己的体质特点。

在刮痧诊断的基础上，通过正确运用刮拭方法，掌握适宜的刮痧时间，就可以有针对性地制订个体化的保健调理计划，轻松地强身健体，改变亚健康，保健祛病。

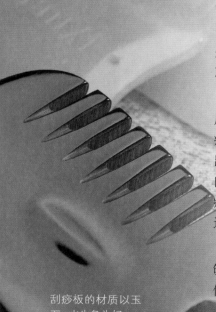

刮痧板的材质以玉石、水牛角为好

刮痧预测身体健康状况的原理

现象

　　痧象：部位、形态、颜色不同的痧斑。

　　阳性反应：刮痧部位的各种异常感觉。

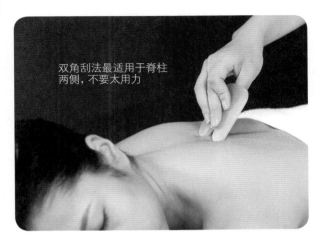

双角刮法最适用于脊柱两侧，不要太用力

规律

　　经过长期、大量的刮痧实践，总结出痧象与气血运行之间的关系如下：当经脉气血通畅、经络调控功能正常时，不会出现痧斑，刮痧部位也不会出现疼痛和不平顺的异常感觉；而当经脉气血不畅、经络调控功能失常时，会出现痧斑和各种异常感觉。

结论

　　我们用中西医的理论研究出痧的原因，对这种规律进行了长期的观察和探索，发现了其中的奥妙：痧斑所在的部位、痧斑颜色的深浅、痧斑范围的大小以及刮拭部位的各种异常感觉与机体健康状况密切相关；而且痧象和阳性反应的程度与健康状况有着明显的规律性。了解、掌握刮拭部位的这些规律，就能娴熟地运用刮痧法判断人体健康状况，为身心健康护航。

相关知识

痧与瘀血的区别

　　从表面看痧与普通的瘀血没有什么区别。外伤出血和出痧虽然形似，但血管破裂部位不同，出血量多少不同，出血后对局部组织和血液循环损伤不同，所以会有不同的效果，这就是外伤出血和出痧的本质区别。

　　外伤出血多是暴力损伤动、静脉血管，流出的血液色泽多鲜红。其出血量相对较多，部位集中。瘀血停留在组织细胞间，血液循环不畅，刺激神经引起外伤部位疼痛。

　　出痧血量很少，痧色因病变部位、病情轻重不同而不同，一般痧色有紫红色、暗青色和青黑色。出痧后原有的疼痛减轻或消失，身体不适症状有所好转。

　　痧是在刮痧板的压力之下，瘀滞的血液从微血管渗出管壁之外形成的。痧出在皮肤之下，皮肤并没有损伤。停止刮拭，随着微血管瞬间的收缩反应，出痧停止。出痧的血量一般很少，可迅速改善局部微循环，使毛细血管内瘀滞状况缓解，从而促进新陈代谢，起到治疗保健作用。

了解痧和阳性反应

痧与阳性反应及其意义

刮痧时有出痧与不出痧的区别，刮拭部位会有平顺、不平顺、沙砾、结节、肌肉紧张僵硬或松弛痿软等感觉，这些感觉统称为阳性反应。刮痧时出现的这些不同阳性反应分别提示不同的健康状况。

不出痧，无疼痛

刮痧时不出现痧斑，没有疼痛或刮拭部位无不平顺的感觉，提示经脉气血通畅，身体健康。

出现痧斑

刮痧时出痧，刮拭停止，出痧也立即停止。提示局部经脉有气滞血瘀现象。痧象颜色深浅、形态疏密、范围大小与局部血脉瘀滞时间长短、瘀滞的严重程度、瘀滞的范围有关。血脉瘀滞时间越长，痧色越深，痧象越密集，范围越大。

疼痛

当气血瘀滞或血脉空虚而气血不足，用刮痧板进行刮拭会出现疼痛反应，即中医所说"不通则痛"。疼痛多提示气滞血瘀，或局部血脉空虚。

出现阳性反应

阳性反应就是刮痧时刮痧板下不顺畅的感觉。刮痧部位不出痧，却出现不平顺、沙砾、结节等阳性反应，与局部血液循环状态有关。当气血不畅，血脉空虚，局部组织出现增生或粘连时，刮拭就不会出痧，却有不平顺的阳性反应出现。

经脉气血运行障碍的部位，气血失调的程度不同，阳性反应的状态、性质则有所区别。经脉气血失调的时间越长，阳性反应越明显。刮痧时皮肤下的涩感、痛感，刮痧部位有无气泡、沙砾样感觉，肌肉紧张僵硬或松弛痿软均是经络气血失调的不同表现。出现结节，说明经络气血失调时间较长。结节越大、越硬，说明组织粘连或纤维化、钙化的程度越高，病变的时间越长。

相关知识

微循环与微循环障碍

微循环是指直接参与组织、细胞物质能量交换和信息传递的血液、淋巴液在人体毛细血管和微淋巴管中的体液循环。

出痧和阳性反应都是微循环障碍。同是微循环障碍，却有瘀血性障碍和缺血性障碍的区别。血液瘀滞，流动缓慢，为瘀血性微循环障碍。瘀血性微循环障碍，刮拭后迅速出痧。若动脉血流量减少，组织灌流量不足，或因血细胞数量、性质的改变，使血中营养成分不足，导致细胞缺血缺氧，为缺血性微循环障碍。

为什么会出现阳性反应

缺血性微循环障碍处血流量不足，则刮拭后不会出痧。当这些软组织出现增生、粘连、纤维化、钙化或炎症等病理改变时，刮拭时就会感觉刮痧部位不平顺，有涩感或气泡感，皮下或肌肉组织间有类似沙砾、米粒、花生米、蚕豆大小，甚至更大的结节样软组织，或条索状的障碍阻力，统称为阳性反应。这些阳性反应的大小、形态与病变程度、时间以及病变范围密切相关。

痧象和阳性反应测健康

刮痧测健康是通过痧象和阳性反应，综合判断经脉气血运行的状况以及相应脏腑器官的功能状态。痧象诊断丰富了中医的望诊内容，阳性反应是中医切诊的延伸，具体诊察方法如下。

诊断项目	诊断知识	诊断方法
痧象诊断	了解痧象的种类和各种痧象的意义	用眼睛诊察皮肤上痧斑的颜色、光泽、形态，毛孔张开的速度快慢及大小，皮肤增厚的程度。边刮拭边观察出痧速度的快慢。确定出痧的部位属于什么经脉，是哪个脏腑器官的全息穴区。了解痧斑消退速度的快慢
阳性反应诊断	了解阳性反应的种类和各种阳性反应的意义	用刮痧板施以一定的按压力刮拭皮肤，体会刮痧板下皮肤有无涩感，感知皮下有无沙砾样、结节出现，肌肉是否有紧张、僵硬、松弛、痿软和疼痛等不同感觉 体会结节的软硬，是否与疼痛同时存在，询问疼痛的性质。观察阳性反应变化、消失的速度快慢 确定阳性反应的部位属于什么经脉，是哪个脏腑器官的全息穴区（询问出现阳性反应的部位是否有外伤史）

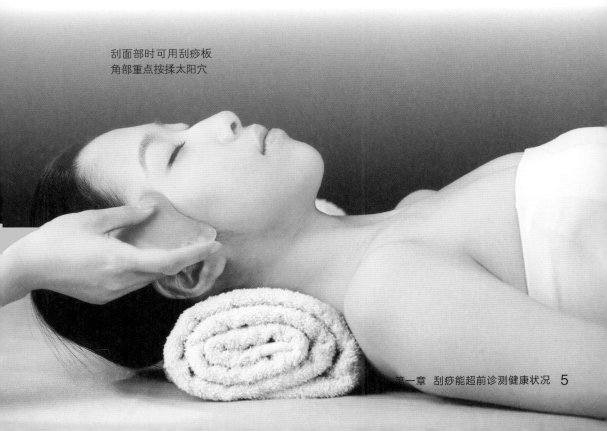

刮面部时可用刮痧板
角部重点按揉太阳穴

中医理论指导刮痧诊断

中西医不同的诊断、治疗思路

中西医以不同的思维方式和不同的研究方法探索人体生命的奥秘。

西医

西医是在有形的物质结构中寻找生命的本原，运用现代科技手段研究生命。从组织结构（三维空间）认识生命，更注重有形结构的变化，对疾病有确切的解剖学定位、定性和量化诊断，分析致病的理化因素，还有致病微生物是何种细菌、病毒等，机体缺乏哪种必需物质，从各组织器官细胞结构的形态和新陈代谢的量化改变分析病理变化。

西医诊断结论是确定病变脏腑器官细胞的病理形态改变性质、细菌病毒的种类，甚至进行分子水平、基因水平的微观诊断。

治疗的药物按作用于人体的不同系统和化学结构分类，注重药物治疗或手术治疗、替代疗法、介入疗法。

中医

中医诞生于中国传统文化的沃土之中，讲究天人合一、天人相应、顺应自然、阴阳消长、动态平衡。中医将人作为一个整体来看待，并将人体置于整个自然环境和社会环境中进行研究。中医学利用人与自身功能（眼、耳、鼻、舌、感觉、思维）来研究探索，经过不断的观察分析，上升到理论。它认为，人体内各组织器官都是整体的一部分，构成人体的各种基本物质。气血津液、经络、脏腑之间的运动方式及相互作用，决定了身体的健康与否。各个基本物质、各部位是互相关联不可分割的，

相互制约、相互推动。当五脏六腑相互之间的制约和推动关系能保持平衡，则阴平阳秘，身体健康。中医将致病因素分为六淫、七情、饮食、劳倦、疠气、外伤瘀血、痰饮；从整体阴阳气血变化、脏腑气机升降失常分析各种病理变化。一旦在内外致病因素的作用下，体内环境气血紊乱，脏腑功能失调，则阴阳失衡，疾病乃生。

中医的治疗是用药物的偏性或各种疗法的特点纠正体内偏颇的阴阳失衡环境，使其恢复为正常的平衡状态。其治疗原则是"寒者热之，热者寒之，虚者补之，实者泻之，湿者祛之，燥者濡之，滞者理之，瘀者化之"。中医运用针灸、按摩推拿、刮痧、刺络、中药等各种治疗手段，重在扶正祛邪，激发和增强人体自我调节能力，恢复、提高自身抗病能力，旨在调整体内环境，促进经络气血运行，重新恢复人体的阴阳平衡。

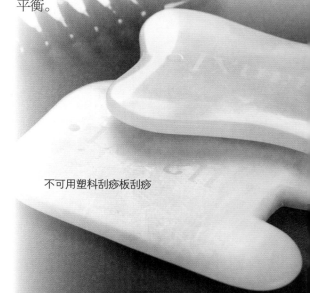

不可用塑料刮痧板刮痧

中医整体观念指导下的诊断理论

中医认为人体是一个统一的整体，内外相应，表里相连。因此体表、形体、五官等局部区域的各种异常征象都蕴含着全身脏腑气血阴阳的整体信息。气血津液是构成人体和维持人体生命活动的基本物质。气是不断运动的、具有很强活力的精微物质，中医用气的运动和变化来说明人体的生命活动过程。血和津液对人体各组织器官有营养和滋润作用，是人体精神活动和各种生命活动的主要物质基础。

中医脏腑的概念不仅以解剖结构为边界，更以功能为边界。人体以五脏为中心，通过经络系统，把六腑、五体、五官、九窍、四肢百骸等全身组织器官以及精神情志联系成一个整体，并通过气血津液的作用完成人体统一的机能活动。

以五脏为中心的五大系统

五脏	五腑[①]	五体	五官	五液	五志	五声
肝系统	胆	筋	目	泪	怒	呼
心系统	小肠	脉	舌	汗	喜	笑
脾系统	胃	肌肉	口	涎	思	歌
肺系统	大肠	皮毛	鼻	涕	悲	哭
肾系统	膀胱	骨	耳	唾	恐	呻

中医诊断不完全局限于疾病的分类学诊断，治疗的指导思想也不限于对病因、病理、病位的对抗性治疗。

中医运用望、闻、问、切四法对健康状况做出判断。

中医将病因及人体的气血津液、经络、脏腑都进行了阴阳属性的划分。中医的诊断是对气血津液、经络、脏腑系统运行状况的判断，并将这种变化归属为阴阳的分类之中。中医诊断首先是判断致病因素的阴阳属性，再根据阴阳对立消长的观点来探求疾病的原因、性质，病变的部位和变化发展趋势，并以阴阳对立统一的观点来指导治疗，以阴阳平衡作为治疗的目标，制订调理阴阳的治疗方案。

注①：五腑对应五脏，另外三焦是六腑之一，三焦有名无实，从部位上划分，膈肌以上为上焦，包括心肺；膈肌以下、脐以上为中焦，包括脾胃；脐以下为下焦，包括肝肾

中医诊断内容

中医诊断内容是判断致病因素的性质，脏腑器官、气血经络失调的病位及寒、热、虚、实性质，气血失调的程度及体质特点。

中医病证定位诊断

人体组织由气血津液、经络、脏腑器官组成，中医诊断是通过望、闻、问、切，综合分析、判断亚健康或疾病的病位在气、在血、在津液、在经络，还是在脏腑，是以五脏为中心的五大系统宏观定位诊断。

中医病证定性诊断

人体需要恒定的体温，稳定的体内环境。体内环境直接影响脏腑功能，决定脏腑功能的盛衰。无论疏通经络，还是调节脏腑，都只有在确定体内环境偏颇的性质，以及造成偏颇体内环境致病因素的性质后，才能进行有针对性的调理。体内环境有湿燥之分、寒热之别，血液、气机的运行有瘀滞与畅通之分，这些偏颇的体内环境直接影响经络、脏腑的功能。综合分析判断正气（人体自我调节能力、抗病能力）与病气（各种致病因素）两方面的力量对比、抗争进行病证的定性诊断，即判断体内环境的阴、阳、表、里、寒、热、虚、实性质。

刮痧诊断

刮痧是中医技法，刮痧诊断治疗的理、法、方、术均遵从于中医基础理论。刮痧诊察健康状况是以中医基础理论和生物全息理论的整体观念为指导，以现代医学微循环理论探讨微观变化，综合分析判断机体的健康状况。刮痧通过痧象诊测健康的诊断方法属于中医望诊的方法之一。刮痧通过刮痧板下感知阳性反应的诊断方法属于中医切诊的诊断方法之一。

刮拭方法诊断病位

刮痧诊断首先是根据痧象和刮拭过程中的阳性反应部位，进行经脉、脏腑定位诊断，判断经络、脏腑气血失调的部位、轻重程度。其诊断结论是判断亚健康或疾病的经络，以及以五脏为中心的五大系统宏观定位诊断，而不是现代医学的疾病分类、量化诊断。

刮拭方法诊断病性

刮痧根据痧象和刮拭过程中的反应规律判断脏腑器官、经络、气血失调的寒、热、虚、实性质和程度。

刮痧诊断还可以协助判断病症的病因、体质特点、健康发展趋向，预测刮痧调理效果的快慢。

从上往下刮拭腿部

刮痧诊断的意义

刮痧测健康的重要意义在于早期诊断，亚健康的定位诊断，有利于制订保健调理计划，进行预防性的早期治疗，防病保健，维护健康，提高生命的质量。

能超前诊测未病，给未病定位、定性

自古中医就有"上工治未病"之说，因为治未病不仅容易取得效果，更能免受疾病之苦。然而治未病一定要知道哪里有未病，因此治未病先要诊未病。诊未病的困难就在于疾病还没有发生，这个难题却被刮痧轻而易举地解决了。刮痧具有超前诊断的作用。因为气血运行的变化始于组织形态改变之前，只有气血失调到一定程度时，组织细胞才会发生形态改变。刮痧可以在气血失调的早期发现这些微小的变化。刮拭方法可以捕捉疾病发生前的信息，在现代医学检测方法未发现异常时，就可以诊察出未病的经脉、脏腑，还能诊断出未病的轻重程度和寒、热、虚、实性质。

亚健康症状因人而异，虽然有各种各样的症状表现，但是其共同点是气血的运行出现了障碍。刮痧可以根据出痧及刮痧板下各种异常感觉的部位判断亚健康的经脉及脏腑器官，并能根据痧象的颜色、形态和刮拭过程中不同的异常感觉确定经脉、脏腑器官亚健康的轻重程度。更重要的是刮痧诊未病，判断亚健康的同时，对未病有明显的治疗效果，刮痧诊测健康的方法在疾病预防上有重要的意义。

指导正确应用刮痧之长

刮痧开泄毛孔，宣泄痧毒，最适合中医热证、瘀证、实证特点的疼痛性病症、血管神经功能失调的病症。刮痧对实证、瘀证、热证疗效迅速，刮痧诊断方法很容易判断病症的性质，利于选择刮痧的最佳适应证。甚至一些疑难杂症，只要具备实证、热证、瘀证的特点，也可以尝试刮痧，往往取得意想不到的效果。

刮痧诊断可以辨别病症的寒、热、虚、实性质和体质类型。根据不同的性质、体质类型选择刮痧手法和其他技法，可以取得更好的保健治疗效果。如实证、热证刮痧可运用重刮法，虚证、寒证宜用快刮法、轻刮法。还可以根据体内环境寒、热、虚、实的差异选配其他调理技法，如虚寒选配按摩、艾灸，实热选配拔罐等。

指导个体化保健

体质特点源于先天遗传因素，决定每个人体质的强弱和薄弱的脏腑器官。不同体质的人，先天脏腑器官的健康状况不同，较弱的脏腑器官在遇到致病因素时往往最先发病。运用刮痧诊断的方法可以很快发现每个人体质特点，找到较弱的脏腑器官，正确运用刮痧手法，并选择合适的技法，制订个体化调理保健方案。另外，还可预测未来健康发展趋向，确定一生中保健的重点，有针对性地采取预防保健措施。

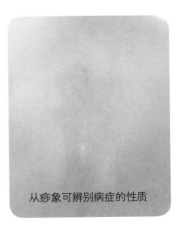

从痧象可辨别病症的性质

刮痧超前诊断的优势

刮痧作为一种特殊的预测健康状况的方法,具有超前诊断的作用。因为气血运行的变化始于组织形态改变之前,只有气血失调到一定程度时,组织细胞才会发生形态和功能的改变。刮痧可以在气血失调的早期发现这些微小的变化,故刮痧诊断有着区别于其他诊法的优势。

现代医学诊断		刮痧诊断
需要仪器与设备由医务人员进行	不需要复杂的仪器与设备简便易学,人人可以学用	刮痧诊断不需要复杂的仪器与设备,只要有专用的全息经络刮痧板与专用的刮痧油和美容刮痧乳,并掌握刮痧诊断的方法和规律,随时可以诊测健康
当血液生化指标或物理检查出现变化时才能做出诊断	超前诊断作用	体内只要出现了微小的变化,无论有无自觉症状,生化检查或物理检查是否异常,在相关经络穴位和局部相应区域气血均会出现运行障碍,刮痧后会出现痧斑或刮痧部位不平顺、有痛感。根据这些反应的规律可以发现亚健康的经络脏腑,捕捉疾病前期的蛛丝马迹,对将要出现疾病的部位做出超前诊断
先诊断后治疗	诊断、治疗同步进行	刮拭过程中通过观察痧象的颜色、形态和各种异常感觉判断身体健康状况的同时,局部的刮拭刺激对经络有疏通作用,因此刮痧诊断的过程也是治疗的过程,故刮痧诊断和治疗是同步进行的
需要特定的环境与设备	诊断方法简便、灵活多样	身体的每一个部位,如头部、面部、躯干、四肢、手足,甚至小小的手掌骨骼都可以进行刮痧做全身健康判断。简便、快捷,部位灵活多样,可根据环境任意选择,随时进行诊治
不少诊断方法是创伤性的	安全无创伤	刮痧疗法只在皮肤表面进行,在润滑剂的保护下,通过刮拭身体的特定部位,很快出痧或出现各种异常反应,由此得出诊断结论。简便安全、无副作用是刮痧诊断的优势

怎样测亚健康轻重程度

任何疾病的发生和发展过程都有一个从量变到质变的渐进过程，机体的亚健康状态也有轻重之别。及早发现轻微的亚健康变化，抓住治疗的最佳时机，既能减少痛苦，又很容易取得疗效，回归健康状态。若亚健康状态比较严重，已经接近疾病的边缘，采取积极的综合治疗措施，可以防止病情进一步发展。

刮痧能判断亚健康的轻重程度。刮痧后皮肤各部位出现的痧斑，颜色深浅、形态疏密、范围大小有明显差异。刮痧部位的异常感觉，有的只是皮肤有涩感，有的会出现沙砾或结节、条索。结节、条索的形态、大小、软硬也各不相同。痧象颜色深浅、范围大小以及刮拭部位的各种异常感觉与局部气血失调时间的长短和轻重程度有密切关系，这种差异正是判断亚健康轻重程度的重要指标。了解和掌握其中的规律，就可以根据出痧和刮拭部位下出现的各种异常感觉迅速判断亚健康的轻重程度。

诊断方法	诊断规律	
	亚健康程度轻	亚健康程度重
痧诊（痧色深浅，出痧多少，皮肤毛孔变化）	亚健康程度较轻，病程较短者，痧色鲜红，痧斑分散，出痧部位浅，毛孔张开速度慢，毛孔张开小	病情越重，病程越长，痧色越深，痧斑越密集，出痧的部位越深。亚健康程度重，病程长者，痧色暗红或青紫，痧斑密集，出痧部位较深或有包块样、青筋样痧斑，毛孔迅速张开，没有异味为气虚；如同时有污浊之气排出为体内有浊气；皮肤迅速增厚为湿气重
阳性反应诊断（体积大小，软硬程度）	结节部位浅、体积小、质地柔软，疼痛反应轻微	阳性反应结节部位越深、体积越大、质地越硬，疼痛反应越明显，机体亚健康状态或某些疾病的时间越长，程度越重

提示：痧诊以第一次刮痧为准。以后刮痧的痧象与第一次刮痧进行对比，其变化反映病情性质及进退的变化。气血不足的虚证往往出痧较少，甚至不出痧，此时应结合阳性反应综合诊断才能准确判断健康状况。例如背部膀胱经心俞穴虽然出痧少，但若有较明显的结节和疼痛出现，也表明心脏气血失调，细胞缺氧的时间较长。相同颜色、同样部位的痧斑，痧消退的速度快慢与人体正气和体质有关。体质好者痧消退得快，体质差者痧消退得慢。

怎样测亚健康原因和性质

中医治疗，首先要辨别病症的寒、热、虚、实，然后针对不同的病因、病性，选择适合的治疗方法。病症的寒热虚实性质可通过出痧的多少与快慢，痧的色泽、形态以及刮拭后皮肤的温凉感觉，各种阳性反应可以迅速地反映出来。

同样的病症，刮拭出痧多而迅速，为气血瘀滞的实证，慢而少为气血不足的虚证。刮痧后刮拭处有寒凉之气散发，多为经脉或组织器官感受寒邪，属于时间较久的寒证；刮后皮肤温热舒适，提示经脉或组织器官气血通畅。

刮拭时，刮拭部位不同性质的疼痛反映不同的病因：酸痛表示气血不足的虚证；胀痛表示气机运行障碍的气郁、气滞证；刺痛表示血液运行障碍的血瘀证。阳性反应物不伴有疼痛感觉提示经脉气血失调时间长，为陈旧性病变，目前没有症状表现；如果伴有疼痛，提示经脉气血失调时间长，局部仍有炎症或症状表现。

痧象颜色鲜红、光泽度好

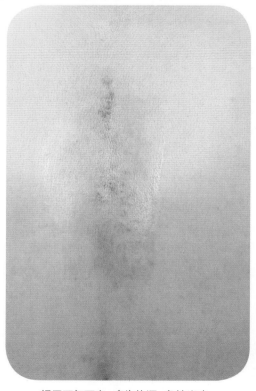

提示正气不衰，多为热证、急性炎症

痧象紫红色、青紫色或青黑色

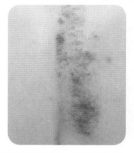

提示血液循环不畅的血瘀证

晦暗无光泽的密集痧象

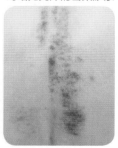

提示正气虚弱以及陈旧性病症

痧象青紫色或青黑色

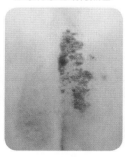

提示血瘀证兼寒证，也提示正气不足

有症状表现，但出痧慢而少，或者毛孔张开，却不出痧

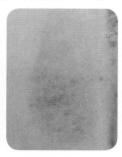

常见于气血不足之虚证、寒证

怎样测体质特点和健康发展趋向

体质特点决定健康状况发展趋向

体质特点与先天遗传因素有很重要的关系。遗传因素在很大程度上决定每个人体质的强弱和脏腑器官盛衰。不同体质的人，脏腑器官的健康状况不同，较弱的脏腑器官在遇到致病因素时往往最先出现亚健康症状，也是疾病的好发部位。同样，劳累引起体力透支，或遇到相同致病因素时，有人会头痛，有人会腰酸，有人会食欲下降，有人会失眠，等等，身体不适症状千差万别，根本在于脏腑、气血盛衰不同。换句话说，每个人的体质特点是不一样的。了解了体质特点有助于判断健康状况发展趋向，确定每个人一生中应重点呵护的脏腑。

刮痧判断体质特点

运用刮痧诊断的方法可以很快判断每个人的体质特点，找到功能较弱的脏腑器官，确定一生中保健的重点，并有助于提前发现潜在病变的蛛丝马迹，预测未来健康发展趋向，有针对性地采取预防保健措施。

刮痧判断体质特点的方法和规律如下：多次刮痧，经常在同一部位出现相同的痧象或阳性反应可以提示先天功能较虚弱的脏腑器官。

同样的刮拭力度和速度，出痧的部位、速度快慢、多少和刮痧时的阳性反应有明显的差异，根据痧象和阳性反应诊断规律可以判断体质类型。例如：平和体质、身体健康的人，刮痧时一般不容易出痧，也没有任何阳性反应；每次出痧均较多、较快、颜色暗红者多为血瘀体质；每次刮痧均有阳性反应，却不容易出痧者多为血虚体质。

怎样测刮痧调理效果

刮痧治疗后出痧由多变少，由密变疏，由斑片变成分散的痧点；痧色由深变浅；阳性反应的结节由大变小，由硬变软；疼痛由重变轻，说明治疗有效，为健康状况好转或疾病向痊愈发展的变化。对于气血不足之虚证，刮后出痧先少后多，再由多变少的过程，也可视为健康状况好转或疾病减轻的指标。

同一个人，痧斑消退的速度加快，时间缩短，说明机体免疫力增强。刮后出痧减少，病仍未愈时，要考虑是否为气血不足的虚证，或所治部位为继发病症，须找出原发病症进行治疗才能解决根本问题（如肩周炎久治不愈，属于糖尿病患者时，须同时治疗糖尿病）。刮拭后出痧多，但病症不减轻，应考虑实证、顽固性疾病或病情是否正处在邪气盛的进展阶段，此时应尽快去医院进一步检查，明确疾病的部位、性质，进行综合治疗。

鉴别、选择刮痧最佳适应证

刮痧治疗后，由于刮拭出痧或对阳性反应物的良性刺激会改变经脉的气血失调现象，其变化多少与速度快慢可以迅速、直观地判断刮痧治疗效果的快慢。出痧快、出痧多，阳性反应消失快的病症刮痧后能迅速缓解症状，是刮痧的最佳适应证。反之，出痧慢而少，阳性反应消失慢的虚证刮痧效果较慢，不可急于求成，应采取综合治疗措施。

刮痧超前诊测健康状况的技巧

痧象测健康要点提示

运用痧诊方法测健康时应注意考虑年龄因素。同样的痧象出现在不同年龄的人身上，意义不相同。在痧的颜色、形态相同的情况下，一般年龄越轻，说明经脉瘀滞的程度越严重。

根据痧诊判断亚健康部位和体质特点，应以第一次刮痧为准。因为第一次刮痧时机体的经脉积蓄了多年的代谢产物，进行疏通时所表现出来的痧象最能说明问题。以后的刮痧间隔期短，痧象必然减轻。每一次痧象的变化反映健康状况的进退及治疗效果。

服药过多者（特别是服用激素类药物）以及气血不足者，均不易出痧。

阳性反应测健康要点提示

对阳性反应的意义做出判断时，首先应考虑排除局部的病变。因为局部皮肤和软组织，特别是颈、肩、腰、背部的慢性劳损或陈旧性的外伤也会出现阳性反应，要结合问诊了解病史。在没有损伤病史的部位发现阳性反应，则考虑该部位循行的经络，以及所属的脏腑器官或所对应的全息区是否有病理改变。

痧诊和阳性反应诊断相结合

刮痧测健康应把痧诊和阳性反应诊断结合起来综合判断，对于气血不足之虚证，骨骼、肌腱、韧带不易出痧的部位以及经常刮痧者，要结合阳性反应诊断综合判断健康状况。

多种诊断方法和多个部位综合诊断

多种诊断方法和多个部位诊断结合起来综合判断增加判断的准确性。比如，左上背部既是心脏的体表投影区，又是小肠经天宗穴所在，还是乳房的对应区。判断此部位的阳性反应或痧斑究竟是何种原因形成的可以刮拭其他部位，如远端的小肠经、心经，膀胱经心俞穴、小肠俞穴，结合全身症状进行综合分析，一一排除，最终确定病因。

刮痧诊断可以和拔罐诊断、简便的面部望诊、手部望诊结合起来，可以增加判断的准确率。

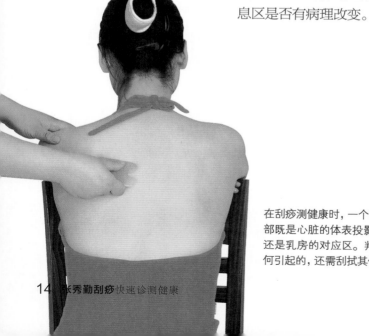

在刮痧测健康时，一个部位会有多种意义。如左上背部既是心脏的体表投影区，又是小肠经天宗穴所在，还是乳房的对应区。判断这个部位的异常反应是由何引起的，还需刮拭其他部位进行综合分析

"四诊合参"，动态诊察

　　痧诊属于中医望诊的范畴，阳性反应诊断是中医切诊的延伸，刮痧测健康时应遵循中医古训"四诊合参"，注意询问被诊察者的工作生活环境、情绪状态、自觉症状，进行综合分析。刮痧测健康可以发现体内细微的变化，可以随时诊察，动态分析诊断结论。刮痧作为一种辅助诊断方法，更有利于及时发现体内变化。

中医基础理论指导、分析诊断结论

　　根据经络、脏腑、气血津液等基础理论，运用中医辨证的方法分析各种痧象和阳性反应的性质、程度，运用痧象与阳性反应的诊断规律，判断健康状况，确定亚健康状况、病变的部位和程度。

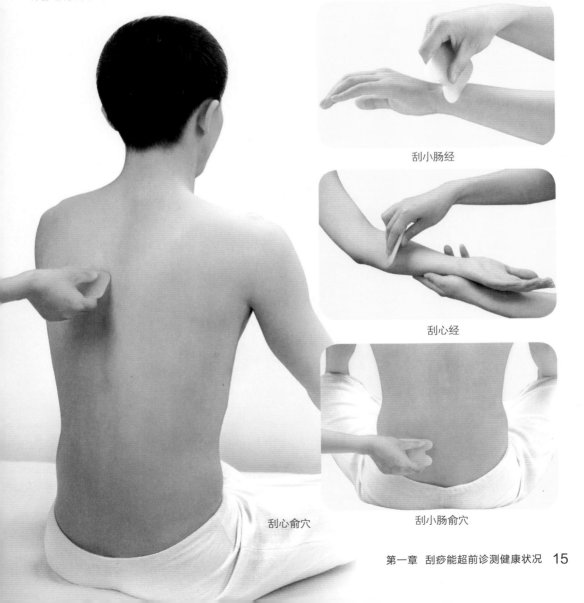

刮小肠经

刮心经

刮心俞穴

刮小肠俞穴

附：拔罐测健康

拔罐疗法是以杯罐做器具，借热力或人工抽气的方法排出其中的空气产生负压，使其吸附于皮肤的一种疗法。拔罐治疗之后皮肤表面也会出现痧斑，这与刮痧疗法有相似之处。其区别在于刮痧是用刮痧板向肌肤内施以正压，而拔罐是通过罐具的负压原理作用于肌肤。拔罐的泄热解毒、祛风散寒、行气活血、消肿止痛作用与刮痧有异曲同工之效。拔罐疗法也有诊断作用，拔罐疗法的诊断作用机理与刮痧疗法基本相同。其与刮痧疗法的区别在于使用器具不同，压力作用方向不同。正因为这些特点，拔罐疗法除可以快速判断气血运行状况，有无气滞血瘀，还可以根据拔罐后毛孔张开的大小，以及有无水汽、水疱，区别水疱的颜色和形态快速判断体内有无风邪、湿邪以及湿邪的寒热性质。

拔罐测健康的器具

拔罐诊断多选用透明的玻璃罐或透明的多功能拔罐理疗器，这种罐具质地透明，使用时可以随时查看罐内皮肤的毛孔、水汽及出痧情况。

拔罐测健康的分析方法

一般留罐 5~15 分钟。起罐后，观察拔罐部位皮肤毛孔的变化，罐具内是否有水汽，皮肤出痧情况，痧的色泽深浅、范围大小，皮肤有无水疱，水疱的大小、颜色，可以判断身体的寒、热、虚、实状况，根据出现皮肤变化的部位判断亚健康的经脉或脏腑器官。

拔罐测健康的操作方法

拔罐诊断多用闪火法或抽气法产生负压。

闪火法

一手用镊子夹住酒精棉球，一手握住玻璃罐，将点燃的酒精棉球迅速伸入罐体底部并环绕数次，迅速拉出，即刻将罐吸附在所治疗的部位。

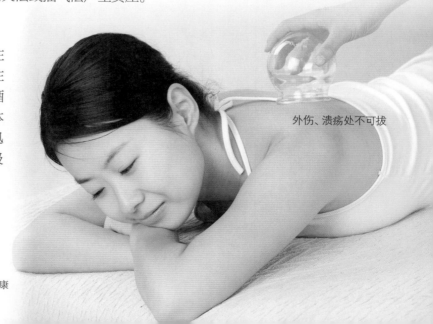

外伤、溃疡处不可拔

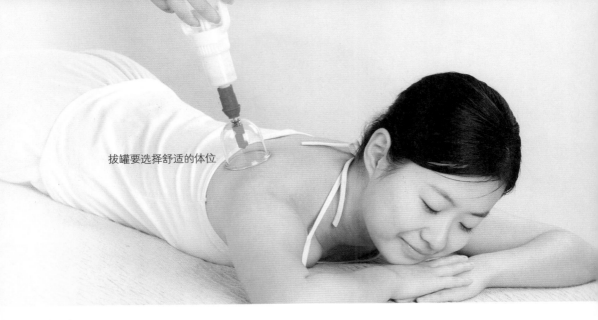

拔罐要选择舒适的体位

抽气法

适用于多功能拔罐理疗器。首先提起拔罐顶端中央的活栓阀门，然后用负压抽气枪口对准并插入罐顶活栓阀门，将罐口垂直对准所拔穴位，提起枪把手用力抽吸，观察皮肤突起 0.5~1.5 厘米（根据病情、部位、患者体质、耐受程度而定），拿开负压抽气枪，向内压紧活栓阀门即可。起罐时将活栓阀门提起放气，手指压住罐口皮肤，肌肤平复后，罐具即可取下。

拔罐判断亚健康的轻重程度

拔罐后皮肤状态	健康状况判断规律	
拔罐后皮肤粉红色，毛孔微张，无痧斑，迅速恢复正常肤色	健康状态	
起罐后，毛孔过度张开，局部有寒凉之气	毛孔过度张开为气虚；局部寒凉之气为体内有寒气	
出现颜色鲜红而艳的痧斑	热证、炎症	
出现浅色淡红的痧斑	虚证或阴虚火旺证	
出现颜色紫红的痧斑	气滞血瘀，血瘀证	
肤色白，无痧斑，毛孔张开	虚证、寒证，气血双亏，免疫功能低下	
出现颜色深暗、青紫、发黑的痧斑	气滞血瘀日久的血瘀证，寒证，病程长	
罐具内有水雾或皮肤出现水疱	体内有湿气；罐中有水珠为寒湿重	水疱为湿气盛，水疱白而色清、透明为寒湿证
		水疱色黄为湿热
		水疱粉红色为血热
		水疱紫红色为血瘀

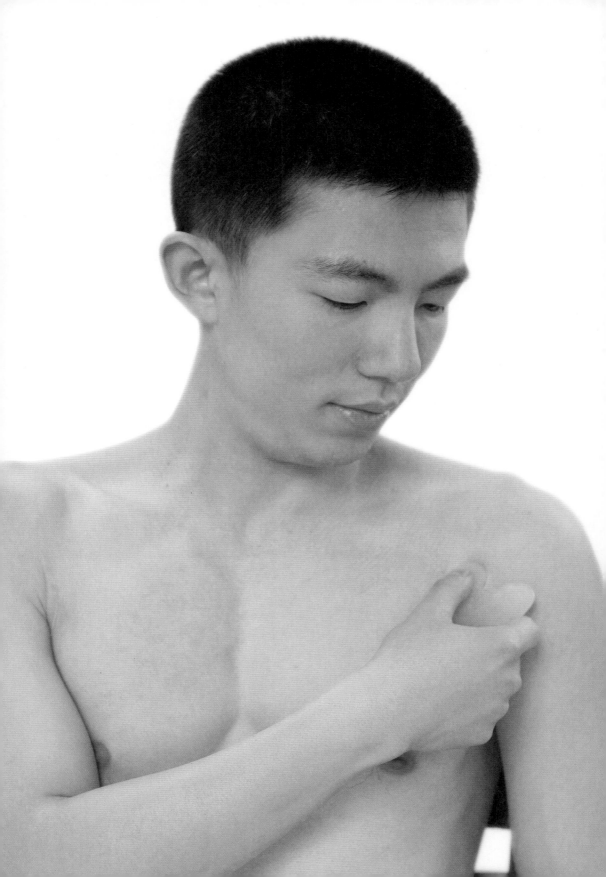

第二章

超前诊测健康状况的刮拭方法

在刮痧疗法发展的历史过程中，为提高疗效，刮痧器具不断革新，刮拭方法不断完善。现代的全息经络刮痧法有了专用的刮痧器具。为适应刮痧诊断与治疗的需要，全息经络刮痧板对材质和形状有严格的要求。专用的刮痧器具和正确的操作方法，可以对经络穴位、全息穴区达到应有的刺激强度，发现异常反应，有助于诊断，还能最大限度地减轻刮拭过程中的疼痛反应。

测健康刮痧器具

刮痧油

刮痧油选用具有清热解毒、活血化瘀、消炎镇痛作用而没有毒副作用的中草药及渗透性强、润滑性好的植物油加工而成。刮痧时涂以刮痧油不但减轻疼痛，加速病邪外排；还可保护皮肤，预防感染，使刮痧安全有效。

多功能刮痧牛角板梳
（专利号 96201109.6）

多功能刮痧板梳由水牛角材质制成，它与玉石刮痧板形状相似，只是一个长边设计加工成粗厚的梳齿状，便于疏理头部的经穴，既能使用一定的按压力，又不伤及头部皮肤。其余部位功效同玉石刮痧板。

美容刮痧乳

面部美容刮痧乳为含有中草药成分的软膏剂型。美容刮痧乳渗透性及润滑性好，又可避免流入眼睛或顺面颊而下至脖颈。

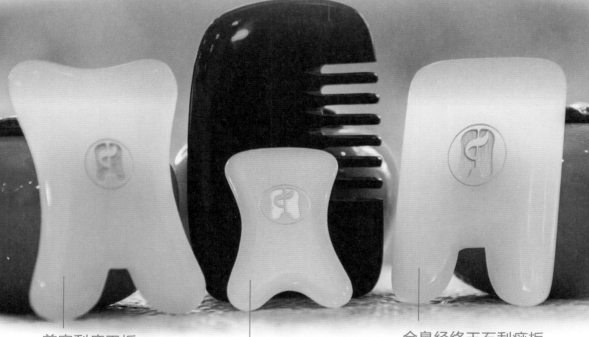

美容刮痧玉板
（专利号 ZL02 2 43809）

面部美容刮痧玉板边角的弯曲弧度是根据面部不同部位的解剖形态设计的，短弧边适合刮拭额头，长弧边适合刮拭面颊，两角部适合刮拭下颌及鼻梁部位。

全息刮痧专用小板
（专利号 ZL 2019 3 0733466.6）

精巧的玉石小板边角适合刮拭手部第 2、第 3 掌骨，可以通过刮拭掌骨缝之间，对脏腑脊椎三维精准定位的诊断和调理。

全息经络玉石刮痧板

全息经络玉石刮痧板为长方形，边缘光滑、四角钝圆。其两长边可刮拭身体平坦部位的全息穴区和经络穴位，一侧短边除适用于人体凹陷部位刮拭外，更适合做脊椎部位及头部全息穴位的刮拭。

测健康刮痧操作程序

选择环境、器具

环境

刮拭头部、手足部位进行诊断对环境要求不严格，当刮拭躯干部位或四肢部位进行诊断时，最好选择冷暖适宜的室内环境。室温过高时应避免空调或风扇的冷气直吹；室温低时应注意保暖。

准备刮拭器具

专用全息经络刮痧板、刮痧油。检查刮痧板是否厚薄适中，边缘光滑，有无裂纹及粗糙处，以免划伤皮肤。面部刮痧诊断用美容刮痧玉板和美容刮痧乳。

选择体位

应选择便于刮痧者操作，既能充分暴露所刮的部位，又能使患者感到舒适，有利于刮拭部位肌肉放松，可以持久配合的体位。刮拭颈背部、胸部可采取坐位，选择有靠背的椅子，被刮者根据治疗部位的需要，或背靠椅背坐，或面向椅背骑坐，双臂放在椅背上，使其身体有所依靠。

选定并暴露刮痧部位

根据诊断的需求，选定刮痧部位，并充分暴露所刮拭部位，如刮拭部位皮肤不清洁，要先用温热毛巾清洁皮肤。

刮拭

在刮拭的全息穴区和经络穴位处涂刮痧油，选择面部做诊断时，应先涂敷美容刮痧乳。然后根据刮拭部位选择适当的刮拭方法开始刮拭。刮拭完毕，用清洁的纸巾按压在所刮之处，边擦拭残留油渍，边进行按揉，利于毛孔回缩复原。然后，迅速穿衣保暖，饮适量温开水。

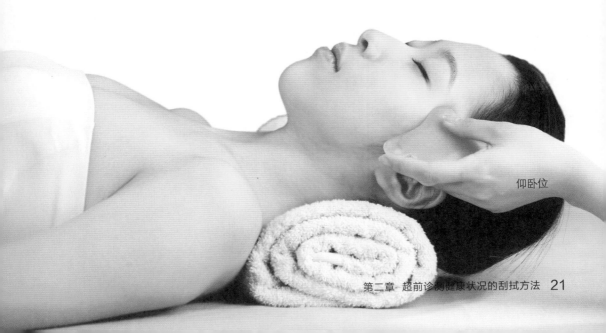

仰卧位

测健康刮痧刮拭方法

测健康刮痧运板方法

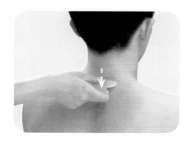

面刮法

　　面刮法是刮痧最常用、最基本的刮拭方法。手持刮痧板，向刮拭的方向倾斜30~60度。以45度角应用最为广泛。根据部位的需要，将刮痧板的1/2长边或整个长边接触皮肤，自上而下或从内到外均匀地向同一方向直线刮拭。每次有一定的刮拭长度，适用于身体比较平坦的部位和穴位。

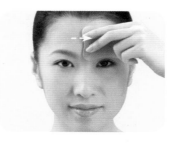

平刮法

　　操作方法与面刮法相似，只是刮痧板向刮拭的方向倾斜的角度小于15度，按压力渗透至肌肉之中，刮拭速度缓慢。因为刮痧板倾斜的角度越小、速度越慢，越可以减轻刮拭时的疼痛。平刮法是诊断和刮拭疼痛区域的常用方法。

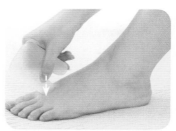

垂直按揉法

　　将刮痧板的边缘以90度角按压在穴区上，刮痧板始终不离开所接触的皮肤，做柔和的慢速按揉。垂直按揉法适用于骨缝部穴位，以及第2掌骨桡侧全息穴区的诊断和治疗。

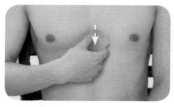

单角刮法

　　用刮痧板的一个角部在穴位处自上而下刮拭，刮痧板向刮拭方向倾斜45度。这种刮拭方法多用于肩部肩贞穴，胸部膻中穴、中府穴、云门穴，颈部风池穴。

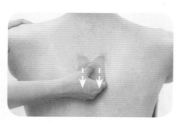

双角刮法

　　用刮痧板凹槽处的两角部刮拭，以凹槽部位对准脊椎棘突，凹槽两侧的双角放在脊椎棘突和两侧横突之间的部位，刮痧板向下倾斜45度，自上而下地刮拭。这种刮拭方法常用于脊椎部位的诊断、保健和治疗。

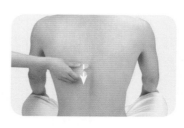

推刮法（最常用的测健康运板方法）

　　操作方法与面刮法相似，刮痧板向刮拭的方向倾斜的角度小于45度（面部刮痧小于15度），刮拭的按压力渗透至骨骼之上、肌肉之中，刮拭速度缓慢、距离短。推刮法可以发现细小的阳性反应，是诊断和刮拭疼痛区域的常用方法。

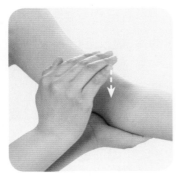

拍打法

　　将五指和手掌弯曲成弧状进行拍打，多用于四肢特别是肘窝和膝窝的经穴，其他部位禁用。拍打时要在拍打部位先涂刮痧油。拍打肘窝可诊断、治疗上肢疼痛、麻木，心肺疾病；拍打膝窝可诊断、治疗下肢疼痛、麻木，腰背、颈项疼痛。

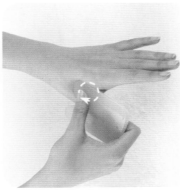

平面按揉法

　　刮痧板角部的平面小于20度角按压在穴位上，做柔和、缓慢的旋转运动，刮痧板角部平面始终不离开所接触的皮肤，按揉压力应渗透至皮下组织或肌肉。这种刮拭方法常用于对脏腑有强壮作用的穴位，如合谷穴，足三里穴，内关穴以及手足全息穴区，后颈、背腰部全息穴区中疼痛敏感点的诊断和治疗。

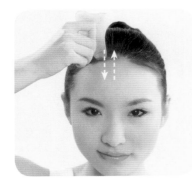

厉刮法

　　将刮痧板角部与穴区呈90度角垂直，刮痧板始终不离皮肤，并施以一定的压力，做短距离（约1寸长）前后或左右摩擦刮拭。这种刮拭方法适用于头部全息穴区的诊断和治疗。

点按法

　　将刮痧板角部与穴位呈90度角垂直，向下按压，由轻到重，逐渐加力，片刻后迅速抬起，使肌肉复原，多次重复，手法连贯。这种刮拭方法适用于无骨骼的软组织处和骨骼缝隙、凹陷部位，如人中穴、膝眼穴。

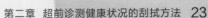

补泻手法

刮痧的补泻手法是由按压力大小和速度快慢两个因素决定的，一般以速度快、按压力大为泻，速度慢、按压力小为补，速度适中、按压力适中为平补平泻。刮痧疗法按压力大小决定刮痧诊断治疗的效果，而速度快慢决定刮痧的舒适感。

按压力

刮拭过程中始终保持一定按压力，才能将刮拭的作用力传导至深层组织，才有刮痧诊断作用。若只在皮肤表面摩擦，不但没有诊断作用，还会形成表皮水肿。按压力也不是越大越好，要根据具体体质、病情和局部解剖结构（骨骼突起部位、皮下脂肪少的部位、脏器所在处，按压力应适当减轻）区别对待。用重力刮痧时，需从轻渐重，使身体适应，以减轻疼痛。

刮拭速度与长度

刮拭速度应平稳、均匀，60~80次／分钟，高于80次／分钟为刮拭速度快，会加重疼痛感；低于60次／分钟为慢，速度越慢，疼痛感越轻。刮痧诊断多用低于60次／分钟的慢刮法，面部、手足部全息刮痧诊断速度与呼吸同频，一呼一吸刮拭2~3次，刮拭长度以厘米或毫米计算。身体其他部位刮痧诊断每分钟刮拭低于40次，刮拭长度小于1寸。

根据体质、病证选用补泻手法

根据刮拭时的力量和速度，刮拭手法可以分为补法、泻法和平补平泻法。

体弱、虚证及皮下脂肪少的部位

应用按压力小、速度慢的补法刮拭。

虚实兼见证及亚健康者

采用平补平泻法刮拭。体质较好，肌肉丰厚部位应用按压力大、速度慢的手法；体质差或肌肉、脂肪少的部位用按压力小、速度快的手法；虚实兼见证可用按压力中、速度中的平补平泻法刮拭。

年轻体壮、患急病或实证者

多采用按压力大、速度慢的平补平泻手法刮拭。一般不采用速度快、按压力大的泻法，因泻法会增加疼痛，实际刮痧时，基本不用。

刮拭要领与技巧

要刮拭一定的宽度和长度

刮拭的长度一般以中心穴位上下4~8厘米为宜，以大于所治疗的穴区范围为原则。需要诊断的经穴，可1厘米接1厘米地刮拭。

刮拭顺序和方向

一般先上后下，先背腰后胸腹，先躯干后四肢，先阳经后阴经，或因诊断需要选择刮拭顺序。

背腹部、四肢刮拭方向

自上而下刮（如肢体浮肿、静脉曲张、内脏下垂则从下向上刮）。

面部、肩部、胸部刮拭方向

从内向外按肌肉走向刮拭。

刮拭时间

视被刮拭者的体质、刮拭部位、病情和刮拭的力度而定，少则几分钟，多则十几分钟，初次接受刮拭者和体弱者可适当缩短时间。同时受刮拭速度影响，刮拭速度慢，刮拭时间可适当延长。

刮痧间隔

同一部位刮痧测健康，间隔应以局部皮肤恢复正常，疲劳和触痛感消失，痧斑全部消退为准。不同部位测健康不受间隔期限制。

测健康刮痧注意事项

鉴别刮痧测健康的适用者、禁用者和适用部位

1 刮痧测健康多用于亚健康部位和程度的诊断，对某些疾病部位和证型有辅助诊断作用。肝肾功能不全者，严重的心脑血管疾病和其他重症疾患不宜应用刮痧诊断方法。

2 有出血倾向者，如血小板减少症、白血病、过敏性紫癜禁用刮痧、拔罐诊断方法。出痧部位过多，出痧严重时应排除是否有出血倾向的疾病，再进行痧诊。

3 不可直接在皮肤受损处（有化脓性炎症、渗液溃烂，以及急性炎症）进行刮痧、拔罐诊断。

4 妇女月经期腹部、腰部慎刮、慎拔，妊娠期腹部、腰部禁刮、禁拔。

5 软组织开放性损伤处、骨折部位、心尖部位、烦躁不安者禁用刮痧、拔罐诊断方法。

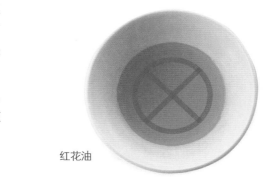

红花油

刮痧诊断注意事项

1 出现阳性反应的部位应先排除局部外伤史，再进行经络脏腑诊断。

2 身体较大面积刮痧、拔罐时应避风保暖，一般刮后约 3 小时可以洗浴。

3 刮痧、拔罐后应饮温水促进新陈代谢。

4 刮痧测健康每次刮拭时间不可超过 30 分钟，刮拭部位不可过多。需要一次测查多个脏腑器官时，可以选择头面、手足等较小的部位检测。

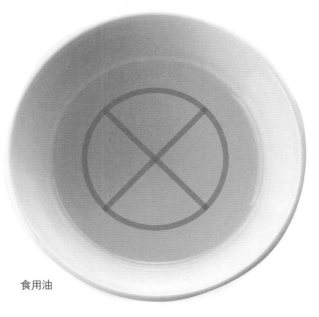

食用油

刮痧时应用专业的刮痧油或刮痧乳，不可用红花油代替。因红花油中含有辣椒素等成分，刺激皮肤，刮拭后易引起皮肤红斑或色素沉着。最好也不要用食用油，食用油容易堵塞毛孔

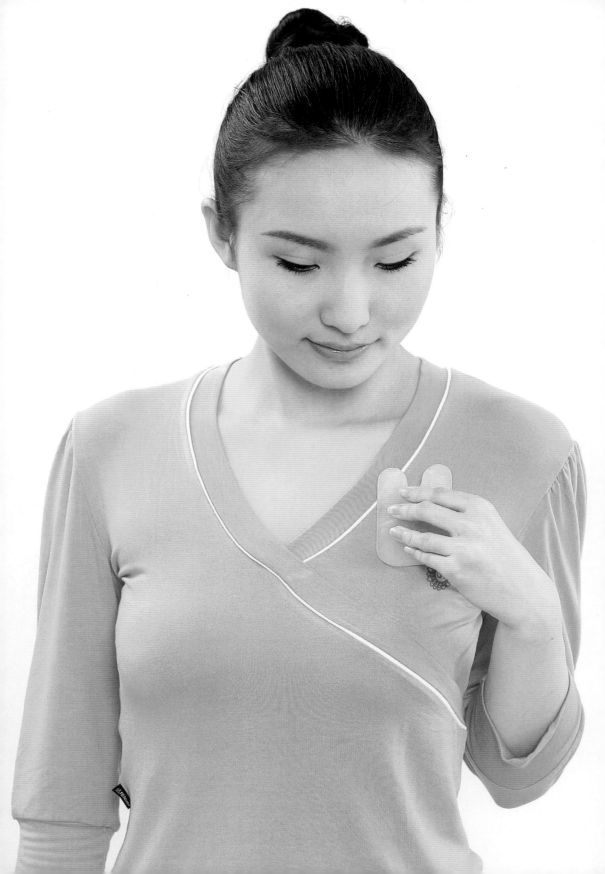

第 三 章

全息经络刮痧 快速自我体检

生物全息理论认为，每一个局部器官都包含着整体的全部信息，能够反映整体的健康状况。植物学家通过观察植物的叶子就能判断植物的根系是否腐烂或者缺乏营养，人体和植物一样，当身体某一部位发生病变或者处在亚健康状态时，通过经络、气血的传导，出现一枯俱枯的连锁反应，任何局部器官的同名全息穴区都会发生类似的改变。因此，通过对头部、面部、耳部、手掌、手背、第2掌骨、足部、身体躯干部的脊椎对应区、脏腑器官的体表投影区，以及身体经络穴位进行刮痧，就能够判断身体整体的健康状况。

局部刮痧测全身健康

生物全息理论认为，局部是整体的组成部分，也是整体的全息缩影。局部密布着四通八达的经络，所以，根据全息对应关系以及经络的传导作用，身体任何部位的病理改变都可以反映于局部，因此刮拭局部可以诊测全身的健康状况。

头部刮痧测全身健康

头发下面的头皮及颅骨的表面有各神经中枢的体表投影区。头部是人体阳气、阳经集中和气血汇聚之所。阳气是生命活力的体现。刮拭头部可以振奋一身阳气，可以判断全身的健康状况，特别是判断生命活力的强弱，以及用中医经络循行分布规律帮助分析头痛、头晕以及神经衰弱的原因，还能通过刮痧诊察发现身体其他部位的不适症状。

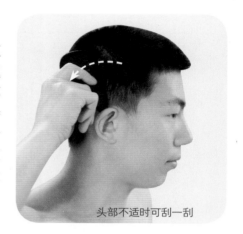

头部不适时可刮一刮

刮拭头部全息穴区和经络穴位，不仅能起到诊断作用，同时也有治疗保健功效，可以激发、振奋人体的阳气，为大脑输送气血，使人精力充沛，缓解脑疲劳和头部亚健康症状。

要点提示

1 头部刮痧测健康，头发稀少者可先涂少量刮痧油。当头皮有疖肿、毛囊炎时，要避开刮拭。

2 刮拭头部各全息穴区时，仔细刮拭头部各部位经脉循行处和各脏腑器官的全息穴区，不要漏掉一个部位，边刮边仔细体会，注意寻找有无沙砾、结节、疼痛等阳性反应，确定其所在的经脉或全息穴区，区别疼痛的性质和阳性反应的差异。

3 按头部全息穴区的诊断方法刮拭各全息穴区，并按诊断规律分析对应脏腑器官的健康状况。

4 头部刮痧测健康应将全息穴区与经脉诊断相结合，同一个部位可以既是经脉的循行部位，又是某个脏腑器官的全息穴区，具有双重意义，此时综合分析则诊断结论更全面。

刮拭头部全息穴区测健康

前额发际全息穴区分布

头部是人体的缩影，全身各脏腑器官的全息穴区均有所分布。

前额发际处是对应头部、胸、腹腔脏器的全息穴区。

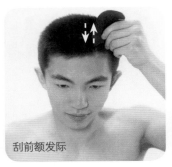

刮前额发际

额中带

位于额部正中发际内，自神庭穴向下1寸，左右各旁开0.25寸的条带，对应头面区。额中带反映头面部及口、鼻、舌、咽喉健康状况

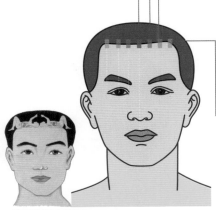

前额发际全息区

额旁1带

位于额中带外侧、与内眼角成一条直线的发际处。自眉冲穴向下1寸，左右各旁开0.25寸的条带，对应心肺胸膈区。额旁1带反映心肺胸膈等上焦健康状况

额旁2带

位于额旁1带外侧，沿瞳孔直上入发际，自头临泣穴向下1寸，左右各旁开0.25寸的条带，对应脾胃肝胆胰区，反映脾胃肝胆胰等中焦健康状况

额旁3带

位于额旁2带外侧，沿外眼角直上入发际，自头维穴内侧0.75寸处向下1寸，左右各旁开约0.25寸的条带，对应泌尿生殖区、肠区，反映下腹部肾、膀胱、泌尿生殖系统等下焦健康状况

头顶部全息穴区分布

头顶部正中处是对应胸、腹腔脏器的全息穴区。

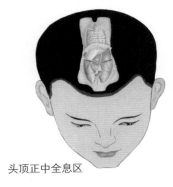

头顶正中全息区

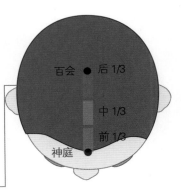

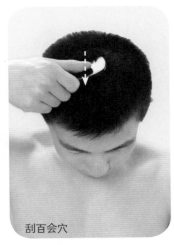

刮百会穴

额顶带

神庭穴至百会穴的连线，左右各旁开约0.5寸的条带。前1/3为胸区，对应胸部，反映上焦健康状况；中1/3为上腹区，对应上腹部，反映中焦肝胆脾胃健康状况；后1/3为下腹区，对应下腹部，反映下焦泌尿生殖系统健康状况

侧头部全息穴区分布

侧头部对应头身侧面的器官。

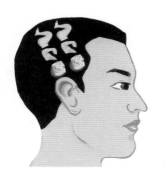

顶颞前斜带

前顶穴至悬厘穴的连线，向前后各旁开约 0.5 寸的条带，是大脑皮层运动区在头皮的投影区，反映全身运动系统的健康状况。下 1/3 对应头面区，大脑皮层的晕听区、语言区，反映头面神经及口腔的健康状况

顶颞后斜带

百会穴至角孙穴的连线，向前后各旁开约 0.5 寸的条带，是大脑皮层感觉区在头皮的投影区，反映全身感觉系统的健康状况。下 1/3 对应头面区，大脑皮层的晕听区、语言区，反映头面部、五官的健康状况

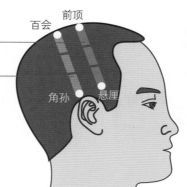

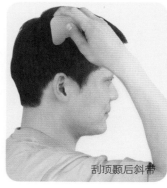

刮顶颞后斜带

后头部全息穴区分布

后头部对应后头、颈肩、脊椎和视区、小脑。

顶后斜带

在顶后部，即由络却穴至百会穴连线两侧各旁开约 0.25 寸的条带，对应颈肩区，反映颈肩部健康状况

顶枕带

从百会穴至脑户穴连线左右各旁开约 0.5 寸的条带，对应头颈、腰背、腰骶及眼部，反映这些部位的健康状况。上 1/3 对应后头、颈区，反映头颈部健康状况；中 1/3 对应腰背区，反映腰背部健康状况；下 1/3 对应腰骶区、大脑皮层的视区，反映腰骶区、眼睛的健康状况

枕下旁带

玉枕穴至天柱穴连线左右各旁开约 0.25 寸的条带，对应小脑平衡区，反映小脑的健康状况

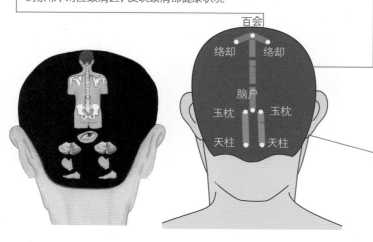

头部全息诊断刮拭方法

头部各全息穴区用厉刮法，用刮痧板角部，以较大的按压力对全息穴区做前后或左右短距离的双向刮拭，每个部位刮拭 10~15 下。按头部全息穴区的诊断方法刮拭上述部位，并按诊断规律分析对应脏腑器官健康状况。

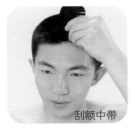
刮额中带

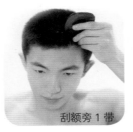
刮额旁 1 带

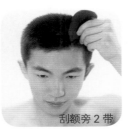
刮额旁 2 带

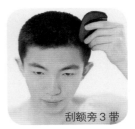
刮额旁 3 带

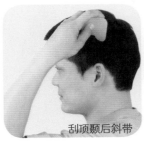
刮顶颞后斜带

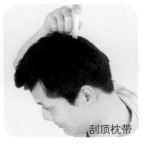
刮顶枕带

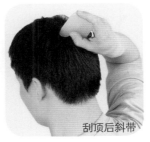
刮顶后斜带

健康状况分析

☺ 健康 头部以及全身各脏腑器官功能正常，阳气充足，精力充沛，刮拭头部各全息穴区都不会出现痧点或疼痛等阳性反应。

☹ 亚健康 出现疼痛反应以及沙砾、结节等阳性反应即是经脉气血运行不畅的表现，提示亚健康或有病理变化。痧象和阳性反应及所在的全息穴区即提示亚健康状况。

分析亚健康的轻重程度

如发现疼痛反应，区别疼痛的性质是**酸痛**、**胀痛**，还是**刺痛**，即可根据阳性反应的规律判断所对应脏腑器官的健康状况，以及气血失调性质和程度。

疼痛性质为酸痛： 提示肺脏亚健康，为气血不足的虚证。

疼痛性质为胀痛： 提示为气机不畅的气滞证。

疼痛性质为刺痛： 提示为气血瘀滞的血瘀证，为较重的亚健康状态。

只有疼痛感觉，无沙砾结节： 提示所对应的脏腑器官病理改变时间较短，反之则说明时间较长。

以此类推头部其他各全息穴区。对比各部位痧象和阳性反应的程度可以确定身体各脏腑器官亚健康程度的轻重差异。

刮拭头部经脉测健康

头部经脉分布

　　头为"诸阳之会"，全身的阳经均上达于头部。头顶部和后头部的正中线是督脉循行部位；其两侧是足太阳膀胱经循行的部位；两侧头部是手少阳三焦经和足少阳胆经循行的部位。刮拭头部经脉可以判断全身阳气是否充足，了解督脉、膀胱经、胆经、三焦经的气血运行状况。

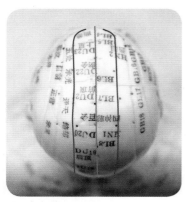

足少阳胆经

手少阳三焦经

督脉

膀胱经

头顶部经脉

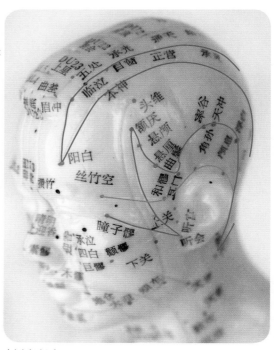

侧头部经脉

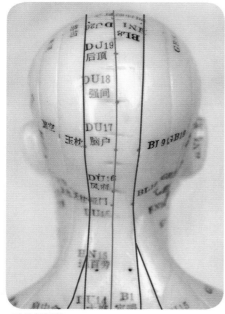

后头部经脉

　　循行于头部的经脉如果气血失调，可出现头痛、头晕、失眠、多梦、大脑疲劳等脑神经功能失调症，或脑卒中、高血压等病症。刮拭头部，可以帮助寻找、确定出现病症或亚健康的经脉，及时治疗。

头部经脉诊断刮拭方法

　　用多功能刮痧板梳以面刮法刮拭全头，方法是头顶部从后向前，后头部从上向下，侧头部从前向后下刮拭，仔细寻找疼痛点，确定阳性反应所在的经脉。

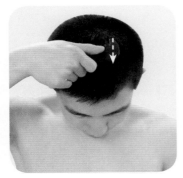

头顶部从后向前刮拭

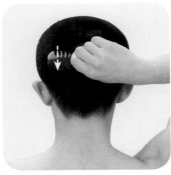

后头部从上向下刮拭

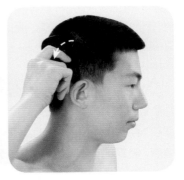

侧头部从前向后下刮拭

健康状况分析

　　☺健康 用多功能刮痧板梳刮拭头部各部位，不会有任何疼痛感觉及任何不平顺的阳性反应物，提示身体健康，各经脉气血畅通，阳气充足。

　　☹亚健康 侧头部胆经循行部位出现痧斑或有阳性反应出现，则提示胆经气血瘀滞；疼痛性质为酸痛，则提示胆经气血不足；疼痛性质为胀痛，则提示胆经气机郁滞；疼痛性质为刺痛，则提示胆经有血液瘀滞；发现结节，提示胆经气血失调时间较长。以此类推判断头顶部、后头部督脉，足太阳膀胱经气血运行状况，寻找病因，确定病性。如果出现痧斑或阳性反应而头部没有任何自觉症状，正是经脉早期缺氧的表现，提示亚健康或疾病程度轻，严重的痧斑或阳性反应要引起警惕，密切观察或做进一步检查，以便提前发现潜在的病理变化。

　　☹分析头痛头晕等头部症状的原因 脑血管疾病、脑神经功能失调、脑卒中、高血压、眩晕、头痛、失眠、记忆力减退、神经衰弱等问题均与循行于头部的经脉气血失调有关。刮拭头部可以帮助寻找、确定病症部位。如头顶两侧出现痧斑和阳性反应，提示肾和膀胱失调是引起头部症状的原因；侧头部出现痧斑或阳性反应，提示肝和胆功能失调是引起头部症状的原因。沿痧斑和阳性反应部位的经脉线顺经查找，就可以查找到病变经络及脏腑。刮痧的同时能疏通经脉，改善亚健康，对疾病能起到一定的治疗作用。

面部刮痧测全身健康

面部也是人体的全息缩影。面部形态、皮肤的变化和内脏息息相关。面部肌肤形态是年龄的标志，也是人体健康的一面镜子。面色红润有光泽是身体健康的标志，各脏腑器官气血失调都可以在面部体现出来，刮拭面部仔细寻找各经脉穴位及全息穴区的阳性反应，有助于分析、了解全身健康状况，发现亚健康部位。刮拭面部不仅可以对身体的健康状况做出宏观判断，同时还有美容和间接保健全身的作用。

面部经络全息分布

面部分布着各脏腑器官的对应区，面部全息分布宛如一个伸开四肢站立的人体：正中间从额头到下颌按顺序依次分布头、颈、躯干的脏腑器官。额头部位对应头面与咽喉，鼻根两侧至眉头内下方对应乳腺，两眉间对应肺脏，两眼间对应心脏，鼻子中间对应肝脏，两侧分别对应胰腺、胆囊，鼻子两侧对应大小肠，鼻尖鼻翼对应脾胃，上唇和下颌部位对应子宫卵巢、膀胱和肾，两颧上方对应上肢，口唇两侧对应下肢。

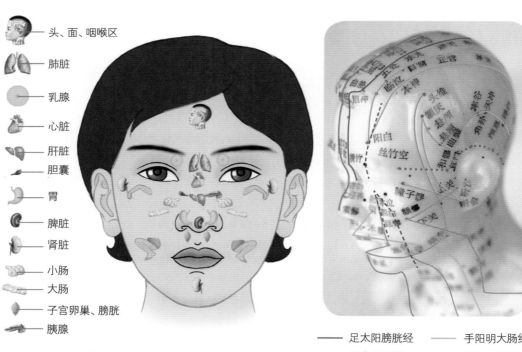

头、面、咽喉区

肺脏

乳腺

心脏

肝脏

胆囊

胃

脾脏

肾脏

小肠

大肠

子宫卵巢、膀胱

胰腺

—— 足太阳膀胱经　　—— 手阳明大肠经

　　足少阳胆经　　　　足阳明胃经

•••• 手少阳三焦经　　—— 督脉

- - - 足厥阴肝经　　　—— 任脉

—— 手太阳小肠经

面部共有 9 条经脉循行。督脉循行在面部额头至上唇的正中线。任脉循行在面部下唇至下颌、颈前部的正中线。其他经脉左右对称，循行部位如图示。

面部诊断刮拭方法

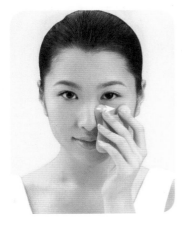

1 先在面部均匀涂敷美容刮痧乳，用全息经络美容刮痧玉板与皮肤夹角小于15度的推刮法从面部中间依次缓慢向外刮拭各部位。

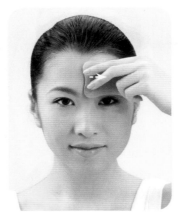

2 用美容刮痧玉板的短弧边刮拭额头部位，用推刮法横向刮拭，测查头区、咽喉区、胆经循行部位。

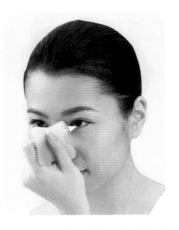

3 用垂直按揉法仔细测查睛明穴。

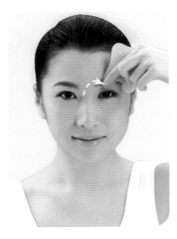

4 用刮痧板的角部分别用推刮法从内向外刮拭上下眼眶中间鱼腰穴、承泣穴，眉头攒竹穴，眉尾丝竹空穴，外眼角瞳子髎穴、太阳穴。

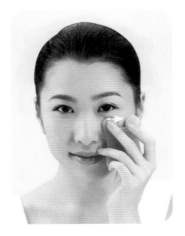

5 用美容刮痧板的长弧边刮拭面颊部，用推刮法从内向外测查大小肠区、承泣穴、四白穴、迎香穴，从下向上刮拭颧髎穴。

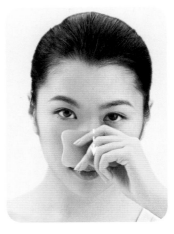

6 从上向下用刮痧板边缘以推刮法刮拭测查两眉间肺区，两眼间心区，鼻梁中间肝区，鼻头脾区，鼻部两侧胆区、胃区。

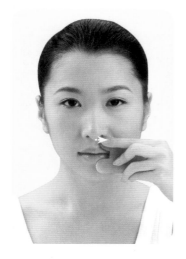 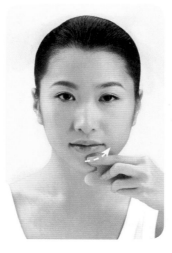 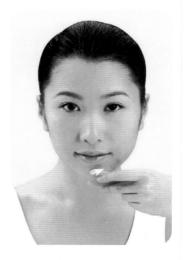

7 用刮痧板边缘以推刮法，分别从上唇中间人中穴向口角刮拭，测查膀胱区、地仓穴、大肠经。

8 用推刮法测查下颌承浆穴，用推刮法从内向外上方刮拭测查颊车穴、下肢区。

9 用美容刮痧板的凹槽部以推刮法刮拭下颌边缘处，测查下颌循行的任脉、胃经、大肠经、小肠经。

要点提示

1 面部刮拭按压力渗透至肌肉之中，速度缓慢、柔和，避免出痧。面部刮痧诊断，除睛明穴外，均用推刮法，每次刮拭长度 1 厘米，速度一呼一吸 2~3 下。

2 痤疮的部位要避开刮拭。

3 面部刮痧测健康全息穴区与经脉穴位处重点刮拭，与诊断相结合，如果一个部位既是经脉的循行线，又是某脏腑器官的全息穴区，具有双重意义，应综合分析则诊断结论更全面。

4 刮痧经验越多，越能准确捕捉阳性反应，对全息、经脉分布了如指掌，具有中医基础理论和经络知识则能通过面部刮痧准确测查身体健康状况。

5 面部刮痧结合面部望诊，同时观察出现阳性反应部位的皮肤色泽变化，毛孔、斑、痘、皱纹、肌肉形态改变，能更迅速、准确地判断健康状况。

健康状况分析

健康 刮拭各经络穴位及脏腑器官的全息穴区，刮拭顺畅，肌肉弹性好，均无任何阳性反应及不适感觉，提示健康状况良好。

亚健康 凡皮肤有涩感、疼痛、沙砾、结节、肌肉紧张、僵硬或松弛痿软等阳性反应，均提示有不同程度的气血运行失调，确定出现阳性反应的全息部位或循行经脉，即可判断亚健康的经脉或脏腑器官。

如面部额头两侧的阳性反应提示胆经气血失调，会影响侧头部，易出现偏头痛、失眠、多梦等；眼睛睛明穴的阳性反应提示眼睛气血供应不足，会有眼睛干涩、易疲劳或胀痛等症出现，其原因与肾虚有关。依此推断面部其他部位，寻找病因，确定病性，判断全身健康状况。

全息经络刮痧的
各种刮拭器具

分析亚健康的轻重程度

对比各部位阳性反应程度可以判断身体各脏腑器官亚健康程度的轻重差异。

皮肤涩感和细小沙砾： 提示所在经脉或对应脏腑器官气血瘀滞时间较短，亚健康状况较轻微，一般无显性症状。

气泡： 皮下有微小气泡感觉，提示气血失调，多为慢性炎症。

肌肉紧张僵硬： 提示对应脏腑器官缺血缺氧时间较长，有功能障碍或疼痛表现。

肌肉松弛痿软： 提示相对应脏腑器官气血不足，功能低下。

结节及疼痛： 提示气血瘀滞时间较长。结节越大，疼痛越重，亚健康程度越重。

只有结节，没有疼痛： 提示有旧疾，目前没有症状表现。

结节伴有疼痛： 提示身体亚健康，目前有症状表现。根据疼痛的性质规律分析病因、病性。如刮拭面部额头，头部胆经循行部位发现疼痛和沙砾样阳性反应，疼痛性质为刺痛，则提示胆经气血瘀滞；沙砾提示胆经气血失调时间较长。

耳部刮痧测健康

耳朵不仅是听觉器官，更与肾和全身健康密切相关。耳朵虽小，却是人体从头到脚、从内到外的全息缩影。生物全息理论认为，耳部犹如倒立的人形，整个耳朵的全息穴区看起来就像一个蜷缩在子宫里的胎儿，我们可以在耳垂部位看到头部，在耳窝找到躯干，在上耳轮内看到朝上的臀部和蜷缩着的下肢。

通过刮拭耳朵各部位，可以诊测全身健康状况，对身体也有间接的保健作用。

耳前全息穴区

耳垂处从下向上依次排列着扁桃体区、眼区、内耳区、下颌区、舌区、牙区。

耳轮从下向上依次排列着头区、颈椎区、胸椎区、腰椎区及四肢区。

与外耳道相连的下耳窝处是胸腔脏器的全息穴区，排列着肺区、心区；上耳窝处是腹腔脏器的全息穴区，从下向上依次排列着脾区、胃区、肝区、胆区、胰腺区、肾区、小肠区、大肠区、膀胱区。

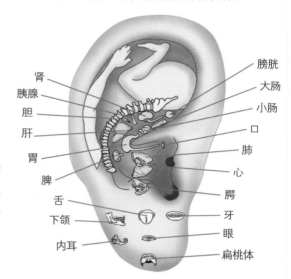

肾
胰腺
胆
肝
胃
脾
舌
下颌
内耳

膀胱
大肠
小肠
口
肺
心
腭
牙
眼
扁桃体

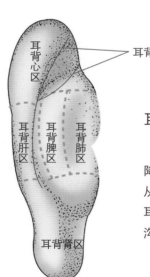

耳背沟（降压沟）

耳背心区
耳背肝区
耳背脾区
耳背肺区
耳背肾区

耳背全息穴区

耳背处有一条深沟是著名的降压沟，以此沟为界，近耳轮侧从上至下分别是心区、肝区，近耳根侧依次是肺区、脾区，降压沟下方耳垂处是肾区。

耳部全息诊断刮拭方法

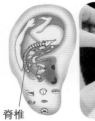
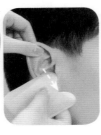

脊椎

1 在刮痧板上涂少量美容刮痧乳，用面刮法刮拭耳轮四肢脊椎的全息穴区。

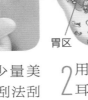
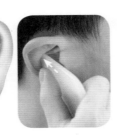

胃区

2 用刮痧板角部垂直按压耳轮角尾部的胃区，然后再依次按压耳窝内的其他全息穴区。

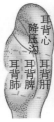
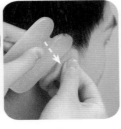

耳背心
降压沟
耳背肺
耳背脾 耳背肝 耳背肾

3 用刮痧板的边缘垂直按压耳背降压沟。

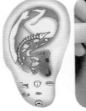
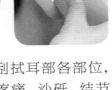

4 依次刮拭耳部各部位，寻找疼痛、沙砾、结节等阳性反应。

健康状况分析

（☺ 健康）耳部皮肤色泽正常，无异常隆起、凹陷或脱屑，刮拭耳各部位无任何不适感觉，提示健康状况良好。

（☹ 亚健康）发现沙砾、结节、疼痛等阳性反应后，根据出现阳性反应的全息部位，确定亚健康的脏腑器官。如胃区发现疼痛和沙砾样阳性反应，则提示胃有气血瘀滞。耳部诊断多用来测查胃部和脊椎的健康状况。

耳部刮痧诊断与望诊结合起来可以提高诊断的准确性。如耳部皮肤出现皮屑、颜色或形态改变，在出现苍白、红暗、紫黑色斑点，异常隆起、凹陷、萎缩或红肿等变化处应作为刮痧诊断的重点部位。

分析亚健康的轻重程度

根据阳性反应的形态、性质，分析和判断亚健康轻重程度。

如胃区疼痛性质为酸痛： 提示胃部气血不足，亚健康程度较轻。可以用补法刮痧治疗。

疼痛性质为胀痛： 提示胃部气机郁滞，可以刮痧治疗。

疼痛性质为刺痛： 提示胃部有血液瘀滞，

提示亚健康程度较重，应做进一步检查后综合治疗。

发现结节： 提示胃部气血失调时间较长。结节越大，疼痛越明显，胃部病理变化越严重。应及时去医院进一步检查，明确病因，及早综合治疗。

手掌刮痧测全身健康

俗话说"十指连心""心灵手巧"，这些富于哲理的话，也得到了医学理论的支持：生物全息理论认为，手是人体的全息缩影。中医经络学说指出手是阴阳经脉气血交接的部位。所以手不但反映心的灵敏度，更反映全身的健康。

通过手部刮痧，可以诊测全身的健康状况，对身体有间接的保健作用。

手掌全息分布

手握拳时很像一个子宫中的胎儿，手掌是躯干，中指是大脑，食指和无名指是双上肢，大拇指和小指是双腿，手指弯曲就像身体蜷抱在一起。中指为大脑全息穴区，中指与2、3指指根交叉处是眼睛全息穴区，再往下是鼻子和嘴的全息穴区。

手掌主要是脏腑的全息穴区。

拇指外沿与第1掌纹间：心区；

第1掌纹与第2掌纹之间，由上而下依次为：肝胆区、胃区、肾区、膀胱区和生殖器官区；

第2掌纹与第3掌纹之间，由上而下依次为：脾区、大小肠区；

第3掌纹与2~4指根间：双眼区（食指根与中指根交叉点下、中指根与无名指根交叉点下）、鼻口区（中指根直下）；

第3掌纹与4~5指根间：肺区。

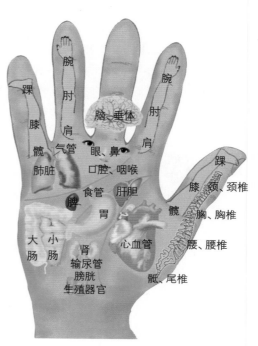

注：左、右手的全息胚器官基本对称。全息生物学理论中各器官的位置与目前广泛应用的反射疗法中反射区的位置有所差异

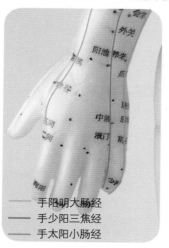

手阳明大肠经
手少阳三焦经
手太阳小肠经

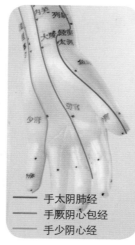

手太阴肺经
手厥阴心包经
手少阴心经

手部的经脉分布

手部经脉循行：手部有6条经脉通过，手部桡侧大拇指循行手太阴肺经，食指循行手阳明大肠经，手掌中间及中指循行手厥阴心包经，无名指循行手少阳三焦经，手掌尺侧小指内侧循行手少阴心经，外侧循行手太阳小肠经。

手掌诊断刮拭方法

手掌皮肤较厚，可以不用涂刮痧油，皮肤干燥者可以涂少量美容刮痧乳。

1 用按压力大、速度慢、刮痧板与皮肤夹角小的推刮法缓慢刮拭手掌各脏腑器官的全息穴区。

2 用刮痧板凹槽分别缓慢刮拭各手指，从指根部一直刮到手指尖。

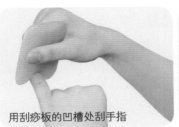
用刮痧板的凹槽处刮手指

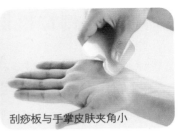
刮痧板与手掌皮肤夹角小

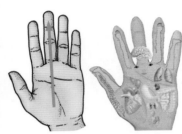
从手腕往手指刮　　手掌全息区

健康状况分析

☺ **健康** 皮肤润泽，手指畅直、灵活，掌指肌肉丰满，富于弹性，无青筋显露，刮拭手掌及各手指均无任何不适感觉，提示健康状况良好。

☹ **亚健康** 对照手掌全息图、经脉循行图，根据刮拭过程中疼痛和结节等阳性反应判断全身健康状况。发现沙砾、结节、疼痛等阳性反应提示身体亚健康，根据出现阳性反应的全息部位和经脉循行线确定亚健康的脏腑器官。刮拭拇指可以判断颈部的健康状况，食指可以判断上肢的健康状况，中指、小指和大鱼际判断心脏的健康状况，中指、无名指根部和肝区判断肝胆的健康状况，小指根部和小鱼际判断呼吸系统、消化系统的健康状况，掌心判断胃的健康状况。

要点提示

1 手部刮痧测健康要全息穴区与经脉诊断相结合，同一个部位可以既是经脉的循行线，又是某个脏腑器官的全息穴区，具有双重意义，此时综合分析则诊断结论更全面。

2 手部刮痧测健康与手部望诊相结合，在手掌色泽、形态出现异常的部位重点刮拭，测健康的准确率更高。

分析亚健康的轻重程度

根据阳性反应的形态、性质分析、判断亚健康轻重程度。

心区和中指、小指均有疼痛，性质为酸痛： 提示心脏气血不足。

疼痛性质为胀痛： 提示心脏气机郁滞。以上两种情况可见于心脏亚健康，可以刮痧治疗。

疼痛性质为刺痛： 提示心脏有血液瘀滞，亚健康程度较重，可以刮痧治疗，还应采取综合治疗。

发现结节： 提示心脏气血失调时间较长，结节越大，疼痛越明显，心脏病理变化越严重，应及早到医院进一步检查治疗。

以此类推诊察其他部位，判断各脏腑器官亚健康的轻重程度。

结合手部望诊，如手指弯曲，弹性差，青筋暴露，色泽异常，根据出现的部位，确定对应的脏腑器官和循行的经脉，综合分析有助于准确判断健康状况。

手背刮痧测脊椎健康

　　全手背是人体背部的缩影。根据生物全息理论，每一节长骨，甚至每一节掌骨都是人整体的缩影。通过刮拭手背和第2掌骨，可以对脊椎和全身的健康状况进行宏观定位诊测，对脊椎和身体有间接的保健作用。

手背全息穴区

　　手背有5根掌骨（手部骨骼中间的部分，大拇指所在部位为第1掌骨，以此类推）将手指与手腕连接起来，每条掌骨都是一个全身小缩影。因刮拭方便，常用第2掌骨和第3掌骨。

　　第3掌骨：手背以中指和第3掌骨为中心是脊椎的缩影，中指靠近第3掌骨处的指节为颈椎区，另两指节对应后头、大脑。第3掌骨为胸腰椎区，将其平分三等份，上部对应上背部胸椎部分，中部对应中背部胸椎以及第1、2腰椎，下部对应第3~5腰椎和骶尾椎。手背第4、5掌骨间上1/3处对应肩部。手食指和无名指对应左右上肢，大拇指和小指对应左右下肢，中指对应颈椎和头部。

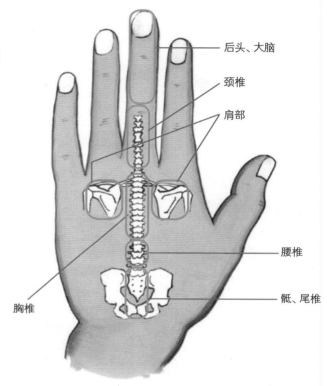

后头、大脑

颈椎

肩部

腰椎

骶、尾椎

胸椎

要点提示

1 手背脊椎对应区出现痧象和阳性反应提示脊椎亚健康或脊椎病变，可见于脊椎的骨质增生以及脊椎及其周围软组织劳损。脊椎软组织劳损没有出现自觉症状时，手背刮痧即可发现阳性反应。

2 手背全息刮痧测健康与手背望诊相结合，观察手背皮肤色泽、形态的变化，在异常突起、皮肤色泽加深或有黄褐色斑点部位应重点检查，可以更快地测查脊椎的健康状况。

手背诊断刮拭方法

1 手背皮肤较薄，先涂刮痧油，再用推刮法1毫米1毫米前进，刮拭手背第3掌骨和中指背。仔细寻找有无涩感、不平顺、沙砾、结节或疼痛部位。体会疼痛的性质、结节的大小软硬。观察有无出痧及痧象特点。

2 用垂直按揉法刮拭手背第4和第5掌骨缝肩区。

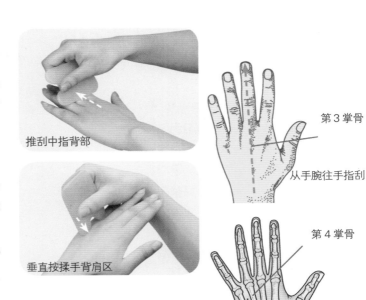

推刮中指背部

垂直按揉手背肩区

第3掌骨

从手腕往手指刮

第4掌骨

第5掌骨

健康状况分析

😊 **健康** 刮拭中指背和第3掌骨各穴区感觉光滑、顺直，有韧性，无任何不适感觉，提示脊椎健康状况良好。

😟 **亚健康** 刮拭中指背和第3掌骨发现阳性反应或出现痧象为亚健康状态，中指颈椎区发现阳性反应提示颈椎亚健康。中指大脑对应区发现阳性反应为大脑亚健康，有脑疲劳、脑功能失调现象。手背中部发现阳性反应或痧斑为中背部胸椎以及第1和第2腰椎亚健康，以此类推。

分析亚健康的轻重程度

刮痧部位缺乏韧性，有沙砾样感觉，但没有疼痛感： 多提示对应椎体开始老化，但没有症状表现。

刮拭时感觉骨骼坚硬，缺乏柔韧度： 提示骨骼老化，骨质疏松。

疼痛轻微，伴有细小沙砾： 多提示对应椎体肌肉劳损。

以上三种情况可以刮痧治疗。质地较硬的结节伴有刺痛提示其对应椎体多已经出现骨质增生等改变，可以刮痧治疗，严重者要进一步诊断，采取综合治疗措施。

刮拭第3掌骨发现出痧、不顺直，有明显的结节，伴有疼痛： 提示对应的脊椎部位有慢性肌肉劳损，脊椎小关节功能紊乱，脊椎侧弯，椎间盘突出或曾发生过骨折；明显疼痛的部位提示相对应的脊椎目前有疼痛症状，应及时去医院检查确诊。

第 2 掌骨桡侧刮痧测全身健康

第 2 掌骨桡侧全息分布

第 2 掌骨：根据生物全息理论，第 2 掌骨是整体的缩影，将其分为 5 区，从近指节处向下依次是头区、胸区、上腹区、下腹区和下肢区。远心端 1 为头颈区，对应头颈部，反映头部、五官、颈肩的健康信息；2 为心肺区，对应心肺，反映肺、心、胸、气管的健康信息；3 为中部胃区，对应胃、十二指肠，反映胃、脾、肝、胰腺、十二指肠健康信息；4 为下腹区，对应下腹部泌尿生殖器官、直肠，反映下腹、肾、膀胱、生殖器官的健康信息；5 为近心端下肢、足区，对应足部、下肢，反映腿、膝部、足部的健康信息。具体划分如下： 头穴下依次为颈穴、上肢穴、肺心穴、肝穴、胃穴、十二指肠穴、肾穴、腰穴、下腹穴、腿穴和足穴。

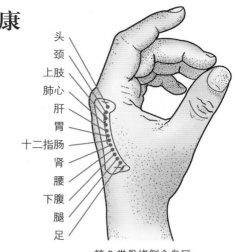

头
颈
上肢
肺心
肝
胃
十二指肠
肾
腰
下腹
腿
足

第 2 掌骨桡侧全息区

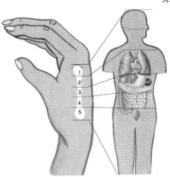

第 2 掌骨桡侧全息对应图

要点提示

1 左右两手都要检查，按压相同的穴位，哪一侧疼痛及阳性反应明显，则提示身体哪一侧脏腑器官病理变化明显。

2 第 2 掌骨桡侧同一位点，靠近手背一侧反映腰背部、四肢的信息，靠近手掌心一侧反映胸腹部及脏腑的信息。对比各部位疼痛的性质和程度可以确定身体各脏腑器官亚健康程度的轻重差异。

第 2 掌骨桡侧诊断刮拭方法

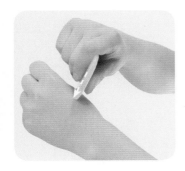

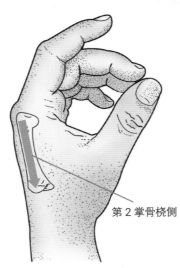

第 2 掌骨桡侧

1 将拇指内扣掌心，其余四指内收握住拇指，虎口朝上。用垂直按揉法以同等力量均匀地依次按压第 2 掌骨桡侧各穴区。

2 对发现疼痛的区域，涂少量刮痧油，用推刮法缓慢刮拭，区别疼痛的性质，仔细寻找有无沙砾、结节，区别结节的大小与软硬。

健康状况分析

☺ 健康 刮拭第 2 掌骨无任何不适感觉，提示健康状况良好。

☹ 亚健康 按揉中发现疼痛及沙砾、结节等阳性反应的部位，提示所对应的脏腑器官亚健康。如胃区疼痛，提示胃为亚健康状态，以此类推。

分析亚健康的轻重程度

轻微的疼痛：常见于对应脏腑器官没有自觉症状的轻微亚健康状态。

疼痛性质为酸痛：属于气血不足的虚证。

胀痛：为气滞证。

以上三种情况可以采取刮痧治疗。

刺痛：为血瘀证，提示对应脏腑器官气血瘀滞程度较重，为重度的亚健康或已接近疾病状态。

刮拭时发现结节伴有疼痛：提示对应脏腑器官的亚健康或病理变化时间较长。

以上两种情况可以刮痧治疗，但同时应进一步做详细系统检查，以确定脏腑器官的健康状况，发现病变部位，及早治疗。

只有结节，没有疼痛：提示为陈旧性病变，目前没有症状表现，可以采取刮痧治疗。

如刮拭第 2 掌骨桡侧所有穴区都有疼痛感觉：提示疲劳过度，需要休息。

足部刮痧测全身健康

根据生物全息理论，足部也是人体的缩影。整个脚掌的全息穴区看起来就像一个抱膝而坐的人的背影。我们可以看到头部和脏腑器官投影。足侧则是一个人的侧影，足背是人体上半身主要器官组织的投影。

通过刮拭足部各部位，可以诊测全身的健康状况，对身体有间接的保健作用。

足底全息穴区　　　　　足侧全息穴区

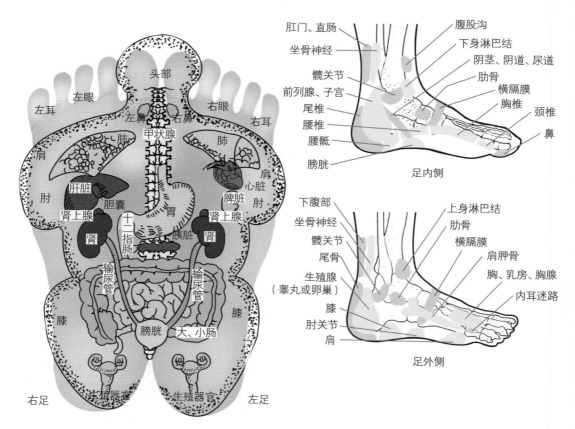

脚趾：头和五官的全息穴区　　左脚肺区左下方：心区
脚底：脏腑的全息穴区　　　　右脚肺区右下方：肝胆区
大脚趾：头区　　　　　　　　两脚心：肾区
2、3趾：眼区　　　　　　　　肾区旁边靠近脚内侧处：胃区
4、5趾：耳区　　　　　　　　胃区和肾区以下，依次是：肠区、膀胱
前脚掌其余四趾下：肺区　　　区、生殖器官区

足内侧是脊椎的缩影。内侧大脚趾对应头部颈椎；足背段对应胸椎、腰椎；足跟处对应腰骶和尾椎。外侧小趾下为肩区、足弓处为肘关节区、足跟处为膝区和髋关节区。

足背全息穴区

大趾下：扁桃体区
其他四趾下：头颈淋巴区
第1、2趾缝纹下方：胸部淋巴结
第2、3、4趾下方足背处：胸、乳房、胸腺区
与小腿交接处：上身和下身淋巴腺区

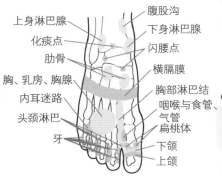

上身淋巴腺
化痰点
肋骨
胸、乳房、胸腺
内耳迷路
头颈淋巴
牙
腹股沟
下身淋巴腺
闪腰点
横膈膜
胸部淋巴结
咽喉与食管
气管
扁桃体
下颌
上颌

足部诊断刮拭方法

足掌皮肤较厚，不用涂刮痧油，足背和足内侧皮肤较薄，可以涂少量美容刮痧乳保护皮肤。

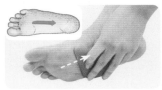

1 用推刮法先依次刮拭足底各全息穴区。

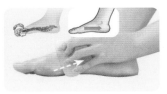

2 用推刮法刮拭足内侧脊椎全息穴区。

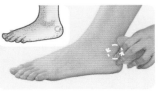

3 用推刮法和平面按揉法刮拭足踝内外侧全息穴区。

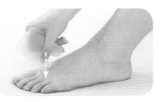

4 用推刮法缓慢刮拭足背部各全息穴区，足背骨缝处、足趾部的穴区可用垂直按揉法刮拭。

健康状况分析

☺健康 足掌皮肤润泽，无干裂、厚茧等脚病，刮拭足部各部位均无任何不适感觉，提示健康状况良好。

☹亚健康 对照足部全息图，刮拭出现疼痛和沙砾、气泡、结节等阳性反应的部位，提示所对应的脏腑器官为亚健康状态。如气管、咽喉区出现疼痛提示气管、咽喉亚健康，以此类推测查各脏腑器官。

分析亚健康的轻重程度

根据阳性反应的性质、程度分析、判断亚健康的轻重。

没有疼痛，只有轻微的沙砾：常见于身体对应脏腑器官没有自觉症状的轻微亚健康状态。

发现疼痛和沙砾样阳性反应：提示身体对应脏腑器官有疼痛不适症状。

只有沙砾、结节，没有疼痛：提示身体对应脏腑器官为陈旧性病变，没有症状表现。

以上三种情况可以刮痧治疗。

疼痛性质为刺痛：提示身体对应脏腑器官血液瘀滞时间较长，症状明显。

结节伴有疼痛：结节越大、越硬，病理改变时间越长。

以上两种情况可以刮痧治疗，同时应做进一步检查，了解对应部位的健康状况，及时综合治疗。

以此类推，寻找、对比各全息部位阳性反应性质和程度，测查各脏腑器官亚健康部位，了解脏腑亚健康轻重程度。

躯干刮痧测脏腑器官健康

以脊椎为中心的躯干是五脏六腑的居所，躯干部位各脏腑器官的体表区域距离脏腑器官最近。五脏为本，五体为用，人体生命的活力、寿命的长短取决于脏腑的健康。而脊椎是大脑与各脏腑器官传递信息的通道，脊椎各节椎体发出的神经支配相邻区域的脏腑器官。因此，通过对躯干部位的刮痧可以最直接、最快捷、最准确地了解脏腑的健康状态。

脊椎对应区刮痧测脏腑器官健康

脏腑器官脊椎对应区部位的划分与人体解剖、生理学相符：颈椎对应人体的头面、颈部、上肢、肩部；胸椎对应胸腔的心肺，上腹部的肝胆、脾胃；腰椎和腰骶椎对应腹腔部的肾、大小肠、膀胱、生殖器官和下肢。脊椎对应区的刮痧范围相当于与该脏腑器官相同水平段内的脊椎及两侧 3 寸宽的范围。刮痧观察脊椎对应区的痧象，寻找阳性反应，可以判断脊椎和相对应脏腑器官的健康状况。

背部脊椎对应区刮痧，可以迅速发现脊椎部位肌肉劳损或两侧肌张力不平衡的部位，甚至脊椎病变部位，并可以根据脊神经分布规律迅速判断亚健康的脏腑器官。具体内容将在下面的章节详细阐述。

通过刮拭脏腑器官的脊椎对应区测查脏腑器官健康状况，在测查时，痧象的出现和对脊椎部位软组织的刮拭，可以松解软组织的粘连，调整脊柱两侧的肌力平衡，从而起到保健和治疗作用，缓解相应的亚健康症状。

要点提示

1 刮拭背部脊椎对应区时，体会刮拭部位是否对称，有无异常突起、僵硬与结节状、条索状的障碍阻力，确定阳性反应出现的部位，对比左右两侧的阳性反应。目测脊椎两侧腰背肌的高度是否对称，肌肉弹性是否一致，有无异常隆起、萎缩、凹陷。

2 分辨结节的大小、软硬，询问有无疼痛，辨别疼痛的性质。观察有无痧象出现，以及痧象的疏密形态、范围大小、颜色深浅，观察痧象是否在一条直线上，左右痧象是否对称。

3 刮痧诊断一定要先确定所诊察脏腑器官的脊椎对应区位置，再遵循以上提示边刮拭、边观察。

健康的脊椎从侧面看就是一个优美的S形，它不仅为人体提供支撑，更为神经中枢和内脏提供必要的保护。脊椎是人体的支柱和传递神经信息的重要通道。脊椎中的脊髓上连脑部，下接调控着全身感觉和运动功能的脊神经。

脊柱两侧的韧带、肌腱和肌肉连接骨骼并共同维护着脊柱的稳定和健康。当长期保持同一个姿势，或反复进行同一个动作，韧带或肌腱、肌肉会在不知不觉中发生变化，日积月累，两侧肌张力渐渐失去平衡，使脊椎各部位受力不均。当脊椎的不合理受力长期持续存在，脊椎骨会逐渐偏离正常的位置，压迫到附近神经、血管等软组织，就会影响到相关脏腑器官和部位的血液循环，使人出现颈部、肩臂、腰腿疼痛及心慌、失眠、头晕等各种神经失调症，甚至出现各种骨关节疾病和许多内脏疾病。

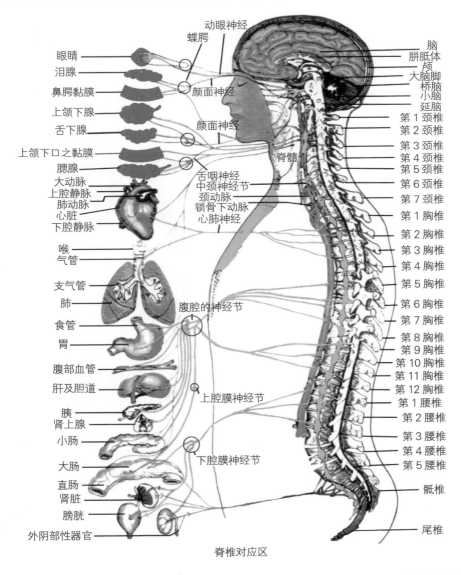

脊椎对应区

头颈五官、上肢脊椎对应区刮痧

头颈五官、上肢脊椎对应区部位

第 1~7 颈椎及两侧 3 寸宽的范围是头面部、颈部、上肢的脊椎对应区。颈椎第 1~4 节反映头部、面部、五官的健康状况，第 4~7 节反映咽喉、扁桃体、颈淋巴结、甲状腺、颈部的健康状况，颈椎第 6~7 节反映肩、上肢的健康状况。

颈椎 1
颈椎 2
颈椎 3
颈椎 4
颈椎 5
颈椎 6
颈椎 7

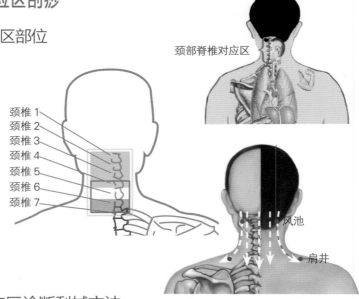

颈部脊椎对应区

风池
肩井

头颈五官、上肢脊椎对应区诊断刮拭方法

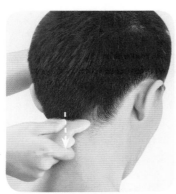

1 在颈后部涂刮痧油，用全息经络玉石刮痧板刮拭。先用推刮法从上向下缓慢刮拭颈椎后面正中棘突部位。

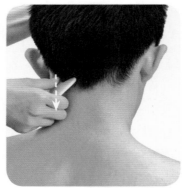

2 颈部两侧先用单角刮法刮拭风池穴。

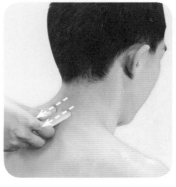

3 再用刮痧板两角部以双角刮法同时刮拭颈椎两侧横突和棘突之间的部位。

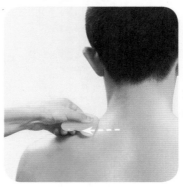

4 用推刮法刮拭风池穴至颈根部，再从内向外刮拭肩井穴。

50 **张秀勤刮痧**快速诊测健康

健康状况分析

☺ **健康** 目测颈椎外形无异常，两侧肌肉弹性好、对称，两肩高度一致，刮拭各部位均无任何不适感觉，没有痧斑出现，或仅有少量鲜红色、均匀的痧点，提示颈椎功能良好，头面五官及上肢为健康状态。

☹ **亚健康** 目测颈椎不顺直，两肩高度不一致，或头经常习惯性偏向一侧，颈部两侧肌肉不对称，一侧饱满、僵硬或隆起提示亚健康状态。

刮拭发现痧象及各种阳性反应均提示颈肩经脉气血瘀滞，可有肌肉劳损或对应颈椎椎体的病理改变，提示颈肩不适或疼痛。颈椎第1~4节对应区及风池穴的痧象、阳性反应还可以提示头部有亚健康问题，常见头痛头晕、失眠多梦、视力疲劳等症状；颈椎第4~7节对应区的痧象、阳性反应提示面部五官、咽喉、扁桃体、颈淋巴结、甲状腺可有亚健康症状；颈椎第6~7节对应区的痧象、阳性反应则提示颈肩部亚健康，常见上肢疼痛、麻木等症状。

分析亚健康的轻重程度

只有痧斑，没有疼痛： 轻微的阳性反应常见于没有自觉症状的颈椎轻微亚健康状态。

只有轻微疼痛，没有或仅有轻度痧斑： 提示颈椎或对应器官早期亚健康，气血不足，程度较轻。

以上两种情况采用刮痧保健方法可以取得良好效果。

痧斑伴有疼痛，或者其他明显的阳性反应： 提示颈椎或对应器官已经有亚健康的症状。

有明显的深颜色痧斑和较重的疼痛感、结节以及颈椎两侧痧斑或肌肉张力、弹性不对称： 提示气血瘀滞程度较重，属于重度的亚健康或已接近疾病状态。

以上两种情况可以采用刮痧治疗。

颈部肌肉明显僵硬，缺乏弹性，症状明显，但不易出痧： 提示病变时间较长，病位在筋、骨，或局部气血严重不足，应去医院做进一步检查，确定颈椎病变的性质。应采取综合治疗。

应结合自觉症状区分亚健康或病变部位在颈椎、大脑、面部五官或上肢。如出现以上变化，提示颈椎气血瘀滞时间较长，应去医院做进一步详细系统检查，以确定颈椎、头面五官、上肢的病变性质，及早治疗。

心肺脊椎对应区刮痧

心肺脊椎对应区部位

第4~8胸椎及两侧3寸宽的范围是心脏的脊椎对应区。心脏脊椎对应区可以反映背部、胸椎及心脏系统的健康状况。

第1~9胸椎及两侧3寸宽的范围是肺脏的脊椎对应区。肺脏脊椎对应区可以反映背部、胸椎及肺脏系统的健康状况。

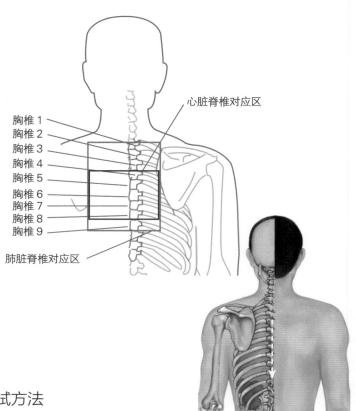

心脏脊椎对应区
胸椎1
胸椎2
胸椎3
胸椎4
胸椎5
胸椎6
胸椎7
胸椎8
胸椎9
肺脏脊椎对应区

心肺脊椎对应区诊断刮拭方法

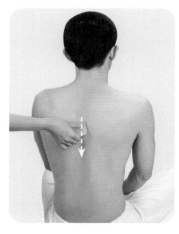

1 在上背部涂刮痧油，用全息经络玉石刮痧板刮拭。先用推刮法刮拭背部第1~9胸椎正中棘突部位。

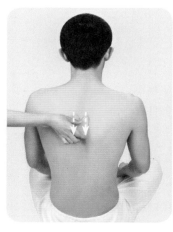

2 用刮痧板两角部以双角刮法刮拭脊椎两侧同水平段的横突和棘突之间的部位。

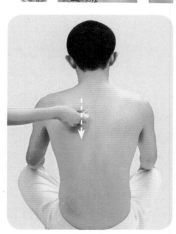

3 用推刮法刮拭第1~9胸椎两侧3寸宽的背肌部位。

健康状况分析

☺ 健康　目测该段胸椎区域外形无异常，两侧肌肉弹性好、形态对称，刮拭心肺脊椎对应区各部位均无任何不适感觉，没有痧斑出现，或仅有少量鲜红色、均匀的痧点，提示胸椎、心肺功能良好，为健康状态。

☹ 亚健康　目测该段胸椎不顺直，两侧肌肉不对称，一侧饱满、僵硬、隆起或凹陷均提示胸椎出现亚健康。应结合自觉症状区分亚健康或病变部位在胸椎、背部肌肉，还是已经影响到心肺系统功能。

刮痧板两角部适合刮拭脊椎两侧

刮拭发现痧象及各种阳性反应均提示背部经脉气血瘀滞，有肌肉劳损或对应胸椎椎体的病理改变，胸椎第1~9节特别是第3胸椎痧象及各种阳性反应还提示肺脏系统可有亚健康状态，常见气短胸闷，还可有咳嗽、痰多、易感冒等亚健康症状及病理改变或皮肤疾患。胸椎第4~8节的痧象，特别是左背部的痧象和阳性反应还提示心脏系统可有亚健康和疾患，常见心悸、气短、胸闷、失眠、心烦等症状。

分析亚健康的轻重程度

只有少量痧斑，没有疼痛：常见于没有自觉症状的胸椎轻微亚健康状态。

只有轻微疼痛，没有或仅有轻度痧斑：提示胸椎或心肺为早期的亚健康，程度较轻。

以上两种情况做保健刮痧可以取得良好的治疗效果。

痧斑伴有疼痛，或者其他明显的阳性反应：提示有胸椎或心肺的亚健康或病理变化。

有明显的深颜色痧斑和较重的疼痛感、结节以及胸椎两侧痧斑或肌肉张力、弹性不对称：提示气血瘀滞程度较重，属于重度的亚健康或已接近疾病状态。

以上两种情况可以做刮痧治疗。但应去医院做进一步详细系统检查，以确定胸椎、心肺的病变性质，及早治疗。

背部肌肉明显僵硬，缺乏弹性，症状明显，但不易出痧：提示病变时间较长，病位在筋、骨，或局部严重气血不足，可以做保健刮痧治疗，但应去医院做进一步检查，确定病位在胸椎还是心肺，以及病变的性质。

肝胆脊椎对应区刮痧

肝胆脊椎对应区部位

第 5~10 胸椎及两侧 3 寸宽的范围是肝胆的脊椎对应区。

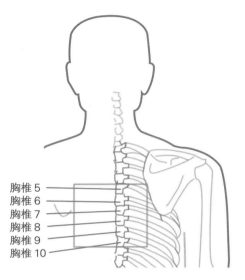
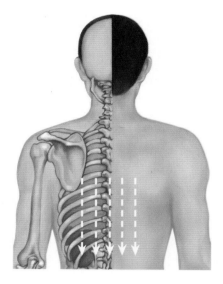

胸椎 5
胸椎 6
胸椎 7
胸椎 8
胸椎 9
胸椎 10

肝胆脊椎对应区诊断刮拭方法

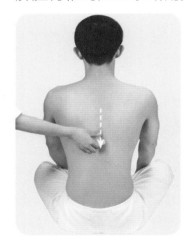
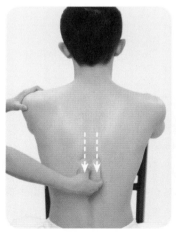
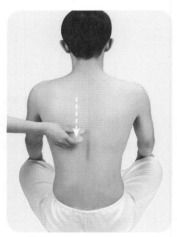

1 在中背部涂刮痧油，用全息经络玉石刮痧板刮拭。先用推刮法刮拭背部第 5~10 胸椎正中棘突部位。

2 用刮痧板两角部以双角刮法刮拭脊椎两侧同水平段的横突和棘突之间的部位。

3 用推刮法刮拭第 5~10 胸椎两侧 3 寸宽的背肌部位。

健康状况分析

😊 **健康** 目测该段胸椎区域外形无异常，两侧肌肉弹性好、形态对称，刮拭肝胆脊椎对应区各部位均无任何不适感觉，没有痧斑出现，或仅有少量鲜红色、均匀的痧点，提示胸椎、肝胆功能良好，为健康状态。

😞 **亚健康** 目测该段胸椎不顺直，两侧肌肉形态不对称，右侧饱满、僵硬、隆起或凹陷均提示胸椎亚健康。应结合自觉症状区分亚健康或病变部位在胸椎、背部肌肉还是已经影响到肝胆功能。

刮拭发现痧象及各种阳性反应均提示背部经脉气血瘀滞，可有肌肉劳损或对应胸椎椎体的病理改变，胸椎第5~10节痧象，特别是右背部的痧象和各种阳性反应提示肝胆系统可能有亚健康状态，有急躁易怒、郁闷、胁肋胀痛、乳房胀痛、食欲减退、泛酸呕恶等肝胆系统亚健康或疾病等症状出现。

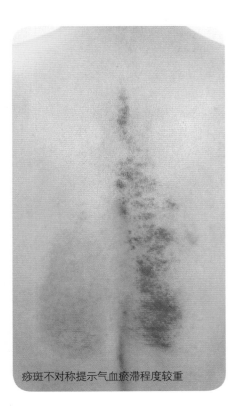

痧斑不对称提示气血瘀滞程度较重

分析亚健康的轻重程度

只有轻微疼痛，没有或仅有轻度痧斑：提示胸椎和肝胆系统为早期的亚健康状态，程度较轻。

只有痧斑、轻微的阳性反应，没有疼痛：常见于没有自觉症状的轻微亚健康状态。

以上两种情况采用刮痧保健方法可以取得良好效果。

痧斑伴有疼痛，或者其他明显的阳性反应：提示胸椎或肝胆系统亚健康，有病理变化。

以上三种情况可以采用刮痧治疗法。

有明显的深颜色痧斑和较重的疼痛感、结节以及胸椎两侧痧斑或肌肉张力不对称、弹**性差**：提示气血瘀滞程度较重，属于重度亚健康或已接近疾病状态。

右背部肌肉明显僵硬，缺乏弹性，症状明显，但不易出痧：提示病变时间较长，病位在筋、骨，或局部严重气血不足。

以上两种情况应结合自觉症状区分亚健康或病变部位在胸椎，还是已经影响到肝胆系统功能。如出现以上变化，提示胸椎气血瘀滞时间较长，应去医院做进一步详细系统检查，以确定胸椎或肝胆系统的病理改变性质，及早治疗。

脾胃、大小肠脊椎对应区刮痧

脾胃、大小肠脊椎对应区部位

第 6 胸椎～第 1 腰椎及两侧 3 寸宽的范围是脾胃脊椎对应区。

第 10 胸椎～第 3 骶椎及两侧 3 寸宽的范围是大小肠的脊椎对应区。

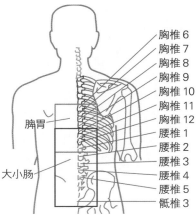

胸椎 6
胸椎 7
胸椎 8
胸椎 9
胸椎 10
胸椎 11
胸椎 12
腰椎 1
腰椎 2
腰椎 3
腰椎 4
腰椎 5
骶椎 3

脾胃

大小肠

脾胃、大小肠脊椎对应区诊断刮拭方法

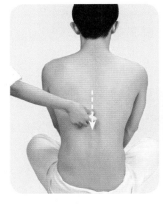

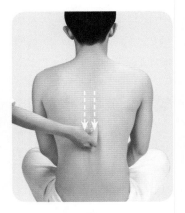

1 在腰背部涂刮痧油，用全息经络玉石刮痧板刮拭。先用推刮法刮拭腰背部第 6 胸椎～第 3 腰椎正中棘突部位。

2 用刮痧板两角部以双角刮法刮拭脊椎两侧同水平段的横突和棘突之间的部位。

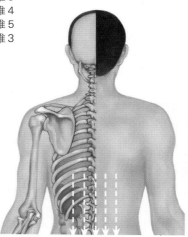

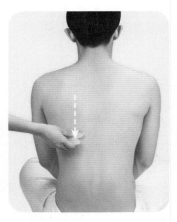

3 用推刮法刮拭第 6 胸椎～第 3 腰椎两侧腰背肌 3 寸宽的部位。

健康状况分析

☺ 健康 目测该段胸椎、腰椎区域外形无异常，两侧肌肉弹性好、形态对称，刮拭脾胃、大小肠脊椎对应区各部位均无任何不适感觉，没有痧斑出现，或仅有少量鲜红色、均匀的痧点，提示相应胸椎、腰椎及脾胃、大小肠功能良好，为健康状态。

☹ 亚健康 目测该段胸椎、腰椎不顺直，两侧肌肉形态不对称，饱满、僵硬、隆起或凹陷均提示胸椎、腰椎亚健康。应结合自觉症状区分亚健康或病变部位在胸椎、腰椎、背腰部肌肉，还是已经影响到了脾胃、大小肠的功能。

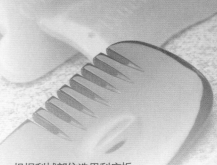

根据刮拭部位选用刮痧板

刮拭发现痧象及各种阳性反应均提示背部经脉气血瘀滞，可有肌肉劳损或相应胸椎、腰椎椎体的病理改变。第6胸椎～第1腰椎范围的痧象，特别是左背部痧象和各种阳性反应提示脾胃系统亚健康状态，可有胃脘痛、泛酸、呕吐、消化不良、食欲减退或亢进、上腹胀痛等症状出现。第10胸椎～第3骶椎范围的痧象、阳性反应提示常有腹痛、腹泻、腹胀、便秘、消化不良等大小肠亚健康状态或疾病的症状出现。

分析亚健康的轻重程度

只有痧斑，没有疼痛： 轻微的阳性反应常见于没有自觉症状的轻微亚健康状态。

只有轻微疼痛，没有或仅有轻度痧斑： 提示胸椎、腰椎和脾胃、大小肠早期亚健康、气血不足，程度较轻。

以上两种情况采用刮痧保健方法可以取得良好效果。

痧斑伴有疼痛，或者其他明显的阳性反应： 提示胸椎、腰椎和脾胃或大小肠亚健康，有病理变化。

有明显的深颜色痧斑和较重的疼痛感、结节以及胸椎、腰椎两侧痧斑或肌肉张力不对称、弹性差： 提示气血瘀滞程度较重，属于重度的亚健康或已接近疾病状态。

一侧背部肌肉明显僵硬，缺乏弹性，症状明显，但不易出痧： 提示病变时间较长，病位在筋、骨，或局部严重气血不足。

以上几种情况应结合自觉症状区分亚健康或病变部位在胸椎、腰椎，还是已经影响到脾胃系统或大小肠的功能。如出现以上变化，提示胸椎、腰椎气血瘀滞时间较长，应去医院做进一步详细系统检查，以确定胸椎、腰椎或消化系统的病理改变性质，及早治疗。

肾脏脊椎对应区刮痧

肾脏脊椎对应区部位

第 11 胸椎～第 3 腰椎及两侧 3 寸宽的范围是肾脏脊椎对应区。

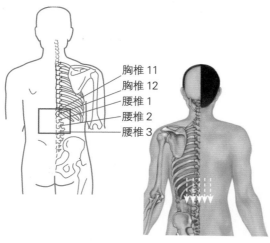

胸椎 11
胸椎 12
腰椎 1
腰椎 2
腰椎 3

肾脏脊椎对应区诊断刮拭方法

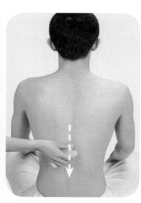

1 在腰部涂刮痧油，用全息经络玉石刮痧板刮拭。先用推刮法刮拭腰部第 11 胸椎～第 3 腰椎正中棘突部位。

2 用刮痧板两角部以双角刮法刮拭脊椎两侧同水平段的横突和棘突之间的部位。

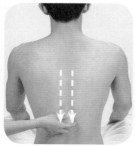
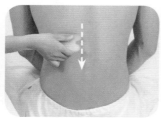

3 用推刮法刮拭第 11 胸椎～第 3 腰椎两侧背肌 3 寸宽的部位。

健康状况分析

😊 健康 目测该段胸椎、腰椎区域外形无异常，两侧肌肉弹性好、形态对称。刮拭肾脏脊椎对应区各部位均无任何不适感觉，没有痧斑出现，或仅有少量鲜红色、均匀的痧点，提示相应胸椎、腰椎及肾脏功能良好，为健康状态。

😞 亚健康 目测该段胸椎、腰椎不顺直，两侧肌肉形态不对称，一侧饱满、僵硬、隆起或凹陷均提示胸椎、腰椎亚健康。应结合自觉症状区分亚健康或病变部位在胸椎、腰椎、背腰部肌肉，还是已经影响到肾脏功能。

分析亚健康的轻重程度

只有痧斑，没有疼痛：轻微的阳性反应常见于没有自觉症状的胸椎、腰椎轻微亚健康状态。

只有轻微疼痛，没有或仅有轻度痧斑：提示胸椎、腰椎或肾脏系统早期亚健康，程度较轻。

以上两种情况采用刮痧保健方法可以取得良好效果。

痧斑伴有疼痛，或者其他明显的阳性反应：提示胸椎、腰椎或肾脏系统亚健康或有病理变化。

有明显的深颜色痧斑和较重的疼痛感、结节以及胸椎两侧痧斑或肌肉张力不对称、弹性差：提示气血瘀滞程度较重，属于重度的亚健康或已接近疾病状态。

以上两种情况可以采用刮痧治疗。

背部肌肉明显僵硬，缺乏弹性，症状明显，但不易出痧：提示病变时间较长，病位在筋、骨，或局部严重气血不足，应去医院做进一步检查，确定病位在胸椎、腰椎还是肾脏，以及病变的性质。应采取综合治疗。

泌尿生殖器官脊椎对应区刮痧

泌尿生殖器官脊椎对应区部位

第 2~4 骶椎及两侧 3 寸宽的范围是泌尿生殖器官脊椎对应区。

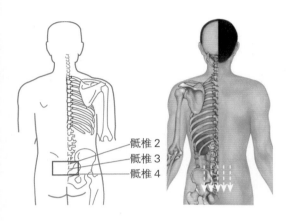

骶椎 2
骶椎 3
骶椎 4

泌尿生殖器官脊椎对应区诊断刮拭方法

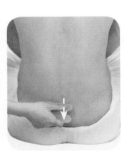

1 在腰部涂刮痧油，用全息经络玉石刮痧板刮拭。先用推刮法刮拭第 2 骶椎～第 4 骶椎正中棘突部位。

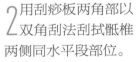

2 用刮痧板两角部以双角刮法刮拭骶椎两侧同水平段部位。

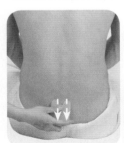

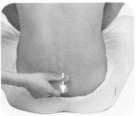

3 用推刮法刮拭第 2 骶椎～第 4 骶椎两侧腰肌部位。

健康状况分析

😊**健康** 目测该段腰骶椎区域外形无异常，两侧肌肉弹性好、形态对称，刮拭泌尿生殖器官和下肢脊椎对应区各部位均无任何不适感觉，没有痧斑出现，或仅有少量鲜红色、均匀的痧点，提示相应骶椎及泌尿生殖器官、下肢功能良好，为健康状态。

😞**亚健康** 目测该段骶椎不顺直，两侧肌肉不对称，一侧饱满、僵硬、隆起或凹陷提示骶椎亚健康。应结合自觉症状区分亚健康或病变部位在骶椎部肌肉，还是已经影响到泌尿生殖器官或下肢。

分析亚健康的轻重程度

只有痧斑，没有疼痛：轻微的阳性反应常见于没有自觉症状的轻微亚健康状态。

只有轻微疼痛，没有或仅有轻度痧斑：提示骶椎或泌尿生殖器官早期亚健康，程度较轻。

以上两种情况通过保健刮痧可以取得良好效果。

痧斑伴有疼痛，或者有其他明显的阳性反应：提示骶椎或泌尿生殖器官亚健康或有病理变化。

有明显的深颜色痧斑和较重的疼痛感、结节以及骶椎两侧痧斑或肌肉张力、弹性不对称：提示气血瘀滞程度较重或时间较长，属于重度的亚健康或已接近疾病状态。

以上两种情况可以做刮痧治疗，但应去医院做进一步检查，确定病变部位，监测和发现病理改变。

骶部肌肉明显僵硬，缺乏弹性，症状明显，但不易出痧：提示骶椎病位在筋、骨，局部严重气血不足，应去医院做进一步检查，确定病变部位，监测病理变化，及早治疗。

脏腑器官体表投影区刮痧测脏腑健康

脏腑器官的体表投影区是指靠近相应脏腑器官的体表区域。例如，心脏的体表投影区是靠近心脏的体表区域，即左前胸和左上背部肩胛骨附近的区域；胸部两侧是肺脏的体表投影区；胸部正中是气管、食管的体表投影区。

刮拭脏腑器官的体表投影区可以根据出痧的情况和有无阳性反应，以及阳性反应的形态特点，迅速判断身体各脏腑器官的健康状况。

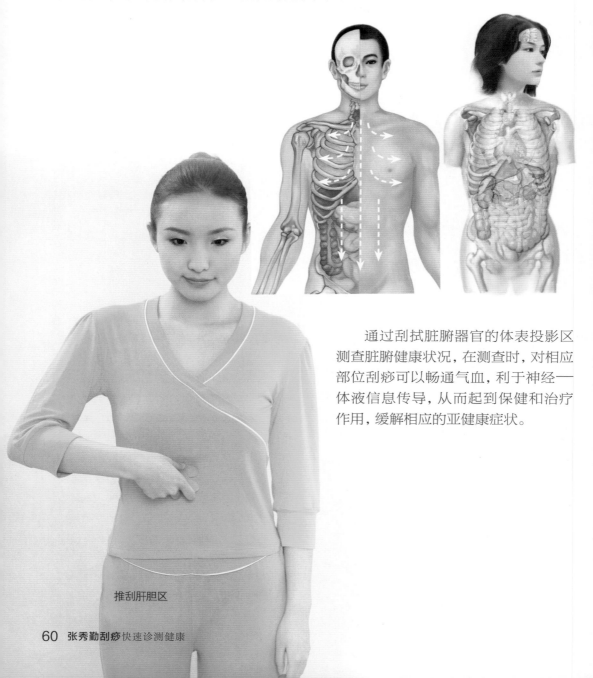

通过刮拭脏腑器官的体表投影区测查脏腑健康状况，在测查时，对相应部位刮痧可以畅通气血，利于神经——体液信息传导，从而起到保健和治疗作用，缓解相应的亚健康症状。

推刮肝胆区

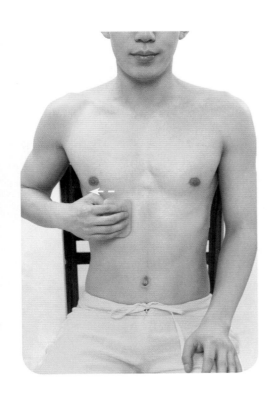
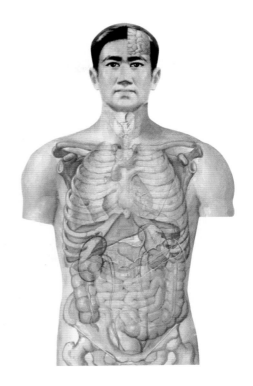

要点提示

1 刮痧的特点是刮拭范围要略大于所刮脏腑器官的范围，所以，只要找到脏腑器官在体表的大概位置，在其范围内刮痧，就可以进行刮痧诊断。

2 刮拭脏腑器官体表投影区时，注意寻找疼痛、沙砾、结节等阳性反应。分辨结节的大小、软硬，询问有无疼痛，辨别疼痛的性质。

3 观察有无痧象出现，以及痧象的疏密形态、范围大小、颜色深浅。

4 当出现痧斑或结节等阳性反应时，应先进行问诊，询问有无外伤或曾感受风寒湿邪，排除局部软组织的病变后则考虑脏腑器官亚健康。

5 当确定脏腑器官亚健康后，可以结合本书介绍的其他刮痧诊断方法，对该脏腑器官做进一步验证诊察，多个部位诊察，均得出相同结论，对健康的指导意义更大。

6 进行本小节刮痧诊断时，应边刮痧边按上述要点观察痧象颜色、形态，查找并确定阳性反应的部位，分辨阳性反应的差异和区别疼痛的性质。涉及拔罐诊断时则按拔罐测健康的方法观察罐体内的水雾及皮肤上有无水疱、水疱的颜色。

心脏体表投影区刮痧

心脏体表投影区的部位

心脏位于左侧胸腔内。胸骨正中和左前胸部位及左侧肩胛骨部位是心脏的体表投影区。

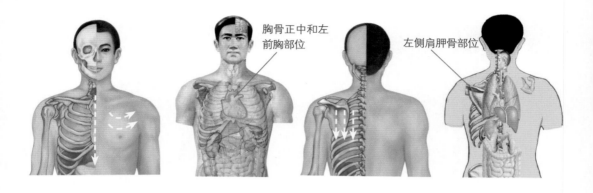

胸骨正中和左前胸部位

左侧肩胛骨部位

心脏体表投影区诊断刮拭方法

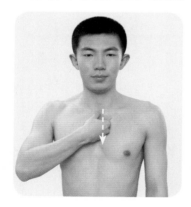

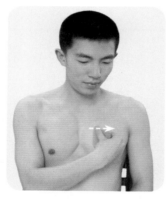

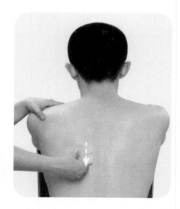

1 在被刮拭部位先涂刮痧油，刮拭胸骨正中部位，用单角刮法从天突穴向鸠尾穴处缓慢刮拭，胸骨部位皮下脂肪很少，刮拭的按压力要轻。

2 用推刮法沿着肋骨的走向从内向外刮拭左前胸部位（注意隔过乳头部位）。

3 背部从上向下刮拭左侧肩胛骨及内侧部位。

健康状况分析

☺ 健康 刮拭心脏体表投影区各部位均无任何不适感觉，没有痧斑出现，或仅有少量鲜红色、均匀的痧点，提示心脏功能良好，为健康状态。

☹ 亚健康 当心脏处于亚健康状态或有疾病时，心脏体表投影区会出痧或有阳性反应。局部软组织劳损，感受风寒湿邪，或外伤也可以出现痧象及各种阳性反应。进行问诊排除以上情况则提示心脏亚健康状态。心脏亚健康时会有胸闷、气短、心悸等症状。为进一步明确诊断，可做心脏脊椎对应区刮痧诊断和手部第2掌骨、手掌心区、上肢心经等相关经穴刮痧诊断，如以上部位均有痧斑或阳性反应时为心脏亚健康状态，应警惕心脏疾患，去医院做进一步检查。

玉石刮痧板清肺热的效果好

分析亚健康的轻重程度

刮拭心脏体表投影区各部位出痧或有阳性反应，痧色的深浅与气血失调、缺氧时间长短和程度轻重成正比。

只有痧斑，没有疼痛：常见于没有自觉症状的轻微亚健康状态。

只有轻微疼痛，没有或仅有轻度痧斑：提示心脏气血不足，程度较轻。

以上两种情况采用刮痧保健方法可以取得良好效果。

只有结节、沙砾，没有疼痛：提示有旧疾，目前没有症状表现。

痧斑伴有疼痛：疼痛性质为酸痛提示心脏气血不足，胀痛为气机不畅的气滞证，刺痛为气血瘀滞的血瘀证，是较重的亚健康状态。

以上两种情况可以采用刮痧治疗。

有明显的深颜色痧斑和较重的疼痛感：提示心脏气血瘀滞程度较重，属于重度的亚健康或已接近疾病状态。应采取综合治疗。

如痧斑下出现伴有疼痛的结节等阳性反应物，提示心脏气血瘀滞时间较长，应去医院做进一步详细系统检查，以确定心脏病理变化的性质，及早治疗。

肺脏体表投影区刮痧

肺脏体表投影区的部位

肺脏位于胸腔内，左右各一，中间的肺门是支气管、血管、淋巴管和神经出入肺之处。胸部正中胸骨部位是肺门、气管的体表投影区，两侧是肺泡、支气管的体表投影区。

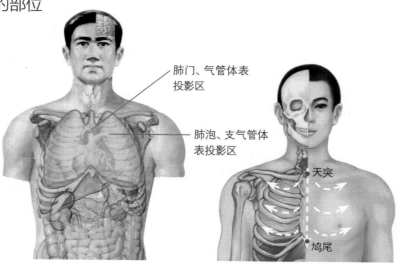

肺门、气管体表投影区

肺泡、支气管体表投影区

天突

鸠尾

肺脏体表投影区诊断刮拭方法

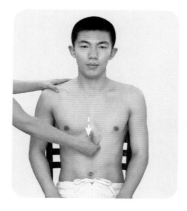

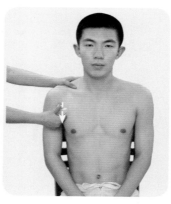

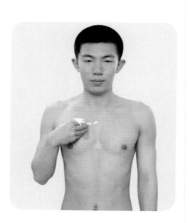

1 在被刮拭部位涂刮痧油，刮拭胸骨气管体表投影区。胸骨部位皮下脂肪很少，用单角刮法从天突穴缓慢刮至鸠尾穴，刮拭的按压力要轻。

2 肺尖部靠近上肢的凹陷处用单角刮法从上向下刮拭。

3 胸部两侧和背部肋骨处，用推刮法沿着肋骨的走向，分别从内向外分段刮拭（注意隔过乳头部位）。

健康状况分析

☺ **健康** 刮拭肺脏体表投影区各部位均无任何不适感觉，没有痧斑出现，或仅有少量鲜红色、均匀的痧点，提示肺脏功能良好，为健康状态。

☹ **亚健康** 当肺脏和下呼吸道处于亚健康状态或有疾病时，肺脏体表投影区会出痧或有阳性反应。局部软组织劳损，感受风寒湿邪，或外伤也可以出现痧象及各种阳性反应。经过问诊，排除以上情况则提示肺脏的亚健康状态。气管和肺脏的亚健康可有感冒、胸闷、气短、咳嗽等症状。为进一步明确诊断，可做肺脏脊椎对应区刮痧诊断和手部第2掌骨、手掌肺区、上肢肺经等相关经穴刮痧诊断，如以上部位均有痧斑或阳性反应，为肺脏、呼吸系统亚健康，应警惕肺脏、呼吸系统疾病，去医院做进一步检查。

刮痧板用完后要注意消毒

分析亚健康的轻重程度

只有痧斑，没有疼痛：常见于没有自觉症状的轻微亚健康状态。

只有轻微疼痛，没有或仅有轻度痧斑：提示肺脏早期亚健康，程度较轻。可以采用刮痧保健方法调理，有良好的效果。

只有结节、沙砾，没有疼痛：提示为有旧疾，目前没有症状表现。

痧斑伴有疼痛：疼痛性质为酸痛，提示肺脏亚健康，为气血不足的虚证；胀痛为气机不畅的气滞证；刺痛为气血瘀滞的血瘀证，为较重的亚健康状态。

以上几种情况可以采用刮痧治疗。

有明显的深颜色痧斑和较重的疼痛感：提示这些部位气血瘀滞程度较重，属于重度的亚健康或局部有炎症。应进一步检查，明确诊断，采取综合治疗。

如痧斑下出现伴有疼痛的结节等阳性反应：提示所在部位气血瘀滞，细胞缺氧时间较长，应去医院做进一步详细系统检查，以确定气管和肺脏的病变性质，及早治疗。

肝胆体表投影区刮痧

肝胆体表投影区的部位

肝胆在右季肋和上腹部，胆位于肝的下面。因此右侧中背部和右上腹胁肋部是肝胆体表投影区。

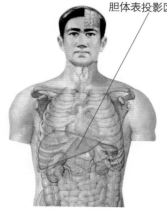

右上腹胁肋部肝胆体表投影区

肝胆体表投影区诊断刮拭方法

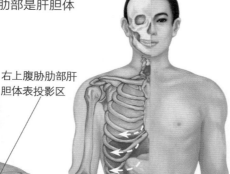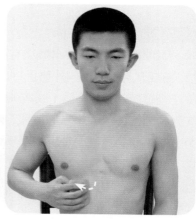

1 在被刮拭部位涂刮痧油，刮拭右胁肋部肝胆体表投影区，用推刮法沿着肋骨走向缓慢从内向外分段刮拭。

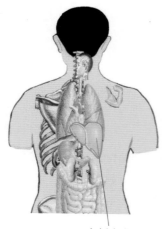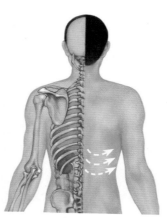

右侧中背部肝胆体表投影区

2 刮拭右侧中背部肝胆体表投影区，用推刮法沿着肋骨走向缓慢从内向外分段刮拭。

健康状况分析

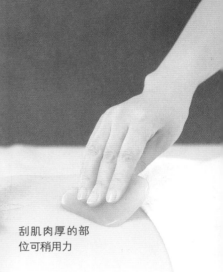

😊 **健康** 刮拭肝胆的体表投影区无任何不适感觉，没有痧斑出现，或仅有少量鲜红色、均匀的痧点，提示肝胆功能良好，为健康状态。

😞 **亚健康** 当肝胆处于亚健康状态或有疾病时，肝胆区与对侧肌肤高度不对称，比对侧饱满、隆起或僵硬，肝胆体表投影区会出痧或有阳性反应。局部软组织劳损，感受风寒湿邪，或外伤也可以出现痧象及各种阳性反应。经过问诊，排除以上情况则提示肝胆的亚健康状态。肝胆亚健康可有胸胁胀闷、疼痛、叹息、烦躁或郁闷、食欲减退等症状。为进一步明确诊断，可做肝胆脊椎对应区刮痧诊断和手部第 2 掌骨、手掌肝胆区、下肢肝胆经脉等相关经穴刮痧诊断，如以上部位均有痧斑或阳性反应，为肝胆亚健康，应警惕肝胆疾患，去医院做进一步检查。

刮肌肉厚的部位可稍用力

分析亚健康的轻重程度

只有痧斑，没有疼痛： 常见于没有自觉症状的轻微亚健康状态。

只有疼痛，但不严重，没有或仅有轻度痧斑： 提示肝胆为气血不足的亚健康，程度较轻。

以上两种情况采用刮痧保健方法可以取得良好效果。

只有结节、砂砾，没有疼痛： 提示有旧疾，目前没有症状表现。

痧斑伴有疼痛： 疼痛性质为酸痛，提示肝胆亚健康为气血不足的虚证；胀痛为气机不畅的气滞证；刺痛为气血瘀滞的血瘀证，为较重的亚健康状态。

以上两种情况可以采用刮痧治疗。

有明显的深颜色痧斑和较重的疼痛感： 提示这些部位气血瘀滞程度较重，属于重度的亚健康或局部有炎症。应采取综合治疗。

如痧斑下出现伴有疼痛的结节等阳性反应物： 提示所在部位气血瘀滞时间较长，应去医院做进一步详细系统检查，以确定肝胆的病变性质，及早治疗。

大肠、小肠体表投影区刮痧

大肠、小肠体表投影区诊断刮拭方法

1 在被刮拭部位先涂刮痧油，腹部采用推刮法从上向下依次刮拭整个腹部大肠、小肠的体表投影区。

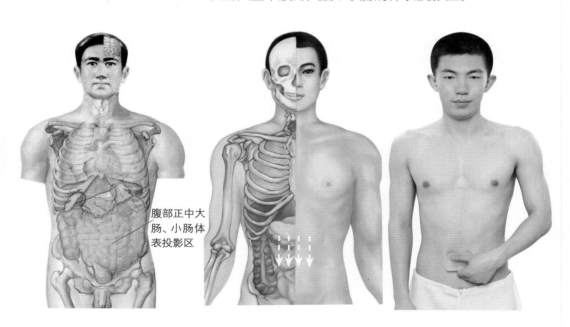

腹部正中大肠、小肠体表投影区

大肠、小肠体表投影区的部位

　　小肠分为十二指肠、空肠和回肠，位于腹部正中部位。大肠包括盲肠（及阑尾）、升结肠、横结肠、降结肠、乙状结肠及直肠，止于肛门。大肠在腹腔内围成一个半封闭的方框，空肠和回肠盘踞在框内。

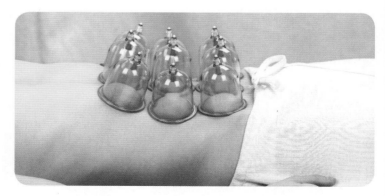

2 柔软的腹部很适合拔罐诊断，以肚脐为中心，将9个相同大小的透明罐具，每排3个，排列为3排，拔10~15分钟。

健康状况分析

☺ 健康 刮拭大肠、小肠体表投影区无任何不适感觉，没有痧斑出现，或仅有少量鲜红色、均匀的痧点，拔罐后罐具内无水雾，皮肤呈粉红色，提示大肠、小肠功能良好，为健康状态。

☹ 亚健康 当大肠、小肠处于亚健康状态或有疾病时，局部气血瘀滞、细胞缺氧，大肠、小肠体表投影区会出痧或有阳性反应。拔罐后罐具内会有水雾，或皮肤出现水疱等，可有腹胀、腹痛、便秘、腹泻等大肠、小肠亚健康或疾病症状。大肠、小肠体表投影区也是腹膜部位，部分区域分别临近肝胆、脾胃和泌尿生殖器官。为进一步明确诊断，可做背部膀胱经腧穴刮痧诊断和手部第2掌骨、下肢相关经穴刮痧鉴别诊断，如以上部位（大小肠区）均有痧斑或阳性反应，为大肠、小肠亚健康，应警惕大小肠疾病，去医院做进一步检查。

双角刮法常用于刮脊椎部位

分析亚健康的轻重程度

只有痧斑，没有疼痛：常见于没有自觉症状的轻微亚健康状态。

只有轻微疼痛，没有或仅有轻度痧斑：提示大肠、小肠气血不足，程度较轻。

以上两种情况可以采用保健刮痧的方法，有良好的效果。

只有结节、沙砾，没有疼痛：提示有旧疾，目前没有症状表现。

痧斑伴有疼痛：疼痛性质为酸痛，提示大肠、小肠亚健康，为气血不足的虚证，胀痛为气机不畅的气滞证，刺痛为气血瘀滞的血瘀证。

以上两种情况可以采用刮痧治疗。

有明显的深颜色痧斑和较重的疼痛感，或拔罐的罐具内有较多的水雾，皮肤出现多个水疱：提示这些部位气血瘀滞或湿气程度较重，属于重度的亚健康或局部有炎症。应采取综合治疗。

如痧斑下出现伴有疼痛的结节等阳性反应物：提示所在部位气血瘀滞时间较长，应去医院做进一步详细系统检查，以确定大肠、小肠的病变性质，及早治疗。

脾胃、胰腺体表投影区刮痧

脾胃、胰腺体表投影区的部位

脾脏位于左季肋区胃的左后侧,在左肋弓下。胃的 3/4 位于左季肋部,1/4 位于上腹部。脾胃、胰腺的体表投影区在上中腹部、左上腹胁肋部和中背部左侧。

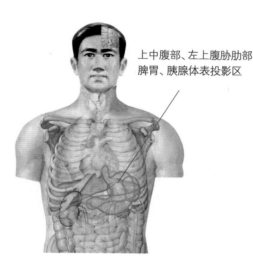

上中腹部、左上腹胁肋部
脾胃、胰腺体表投影区

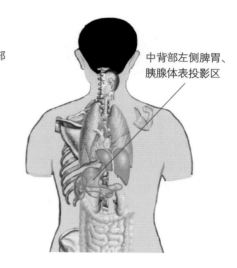

中背部左侧脾胃、
胰腺体表投影区

脾胃、胰腺体表投影区诊断刮拭方法

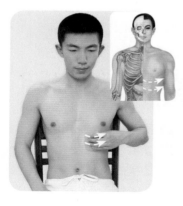

1 在被刮拭部位先涂刮痧油,刮拭左上腹胁肋部脾胃、胰腺体表投影区,用推刮法沿着肋骨走向缓慢从内向外分段刮拭。

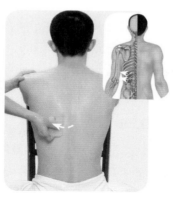

2 刮拭中背部左侧脾胃、胰腺体表投影区,用推刮法沿着肋骨走向缓慢从内向外分段刮拭。

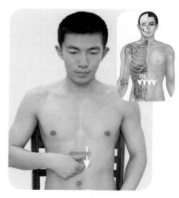

3 上中腹部胃的体表投影区用推刮法从上向下刮拭。柔软的上腹部很适合拔罐诊断,以透明罐具拔10~15 分钟。

健康状况分析

健康 刮拭脾胃、胰腺体表投影区无任何不适感觉，没有痧斑出现，或仅有少量鲜红色、均匀的痧点，拔罐后罐具内无水雾，皮肤呈粉红色，提示脾胃、胰腺功能良好，为健康状态。

亚健康 当脾胃、胰腺处于亚健康状态或有疾病时，局部气血瘀滞、细胞缺氧，脾胃、胰腺体表投影区会出痧或有阳性反应，拔罐后罐具内会有水雾，或皮肤出现水疱等，可有脾胃虚弱、食欲不振或亢进、消瘦、泛酸、胃痛、腹胀等脾胃、胰腺亚健康或疾病症状。为确定亚健康和病变的具体脏腑，可做背部脾俞、胃俞、胰俞和下肢相关经脉的刮痧诊断，如以上部位均有痧斑或阳性反应时，可确定为脾胃或胰腺亚健康，应警惕脾胃、胰腺病症，去医院做进一步检查，以确定脾胃、胰腺健康状况。

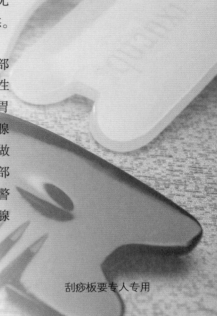

刮痧板要专人专用

分析亚健康的轻重程度

只有痧斑，没有疼痛：常见于没有自觉症状的轻微亚健康状态。

只有轻微疼痛，没有或仅有轻度痧斑：提示脾胃、胰腺气血不足，程度较轻。

以上两种情况采用刮痧保健方法可以取得良好效果。

只有结节、沙砾，没有疼痛：提示有旧疾，目前没有症状表现。

痧斑伴有疼痛：疼痛性质为酸痛，提示脾胃、胰腺亚健康，为气血不足的虚证，胀痛为气机不畅的气滞证，刺痛为气血瘀滞的血瘀证。

以上两种情况可以采用刮痧治疗。

有明显的深颜色痧斑和较重的疼痛感，或拔罐的罐具内有较多的水雾，皮肤出现多个水疱：提示这些部位气血瘀滞或湿气程度较重，属于重度的亚健康或局部有炎症。应进一步检查、确诊，采用综合治疗。

如痧斑下出现伴有疼痛的结节等阳性反应物：提示所在部位气血瘀滞时间较长，应去医院做进一步详细系统检查，以确定脾胃、胰腺的病变性质，及早治疗。

肾脏、膀胱和生殖器官体表投影区刮痧

肾脏、膀胱和生殖器官体表投影区的部位

　　小腹部的体表区域为膀胱的体表投影区，女性为膀胱与子宫的体表投影区，小腹两侧区域为卵巢的体表投影区，腰部两侧的体表区域为肾脏的体表投影区。

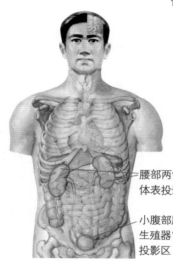
腰部两侧肾脏体表投影区

小腹部膀胱和生殖器官体表投影区

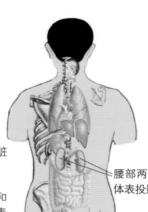
腰部两侧肾脏体表投影区

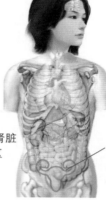
小腹正中膀胱与子宫体表投影区，小腹两侧卵巢体表投影区

肾脏、膀胱和生殖器官体表投影区诊断刮拭方法

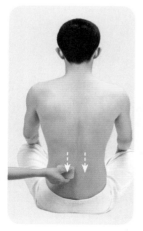
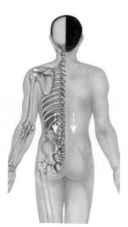
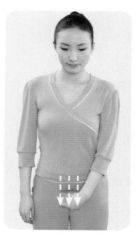
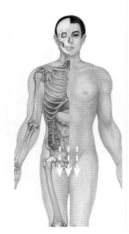

1 在被刮拭部位先涂刮痧油，用推刮法刮拭腰部两侧肾脏体表投影区。

2 用推刮法自上而下刮拭脐下小腹部正中部位，再从左至右或从右至左依次刮拭小腹两侧部。柔软的小腹部很适合拔罐诊断，在小腹正中及两侧各拔 5~15 分钟。

健康状况分析

☺ 健康 刮拭肾脏、膀胱和生殖器官体表投影区无任何不适感觉，没有痧斑出现，或仅有少量鲜红色、均匀的痧点，拔罐后罐具内无水雾，皮肤呈粉红色，提示肾脏、膀胱和生殖器官功能良好，为健康状态。

☹ 亚健康 当肾脏、膀胱和生殖器官处于亚健康状态或有疾病时，局部气血瘀滞，肾脏、膀胱和生殖器官体表投影区会出痧或有阳性反应，拔罐后罐具内有水雾，或皮肤出现水疱等，可有腰酸腰痛、腹痛、尿频、尿急、排尿不尽等症，女性会有痛经、月经不调、盆腔炎等问题，男性则有阳痿、遗精等亚健康或疾病症状。泌尿生殖器官位置相近或重叠，为确定具体病变器官，可结合问诊，根据症状表现，再做手掌望诊、手足刮痧诊断，如以上部位均有痧斑或阳性反应时，可确定为该脏器亚健康，应警惕疾病的发生，去医院做进一步检查，确定泌尿生殖器官的健康状况。

分析亚健康的轻重程度

只有痧斑，没有疼痛：常见于没有自觉症状的轻微亚健康状态。

只有轻微疼痛，没有或仅有轻度痧斑：提示肾脏和膀胱气血不足，程度较轻。

只有结节、沙砾，没有疼痛：提示有旧疾，目前没有症状表现。

痧斑伴有疼痛：疼痛性质为酸痛，提示肾脏、膀胱和生殖器官亚健康，为气血不足的虚证，胀痛为气机不畅的气滞证，刺痛为气血瘀滞的血瘀证。

以上几种情况可以采用刮痧治疗。

有明显的深颜色痧斑和较重的疼痛感，或拔罐的罐具内有较多的水雾，皮肤出现多个水疱：提示这些部位气血瘀滞或湿气程度较重，属于重度的亚健康或局部有炎症。应进一步检查确诊，采用综合治疗。

如痧斑下出现伴有疼痛的结节等阳性反应物：提示所在部位气血瘀滞时间较长，应去医院做进一步详细系统检查，以确定肾脏、膀胱和生殖器官的病变性质，及早治疗。

经络穴位刮痧测健康

中医经络学说认为，人体有12条正经，分别与五脏六腑相连，并循行于躯干和四肢。经络运行气血，濡养全身，就像河流通过大大小小的支流灌溉沿岸。脏腑与经脉相连，向经脉提供动力，同时也要靠经脉的滋养才会产生动力。

在病理上，经络也是病邪由体表进入体内的传递通道，以及脏腑与体表组织之间、脏腑之间病变相互影响的重要渠道。所以脏腑的病变可以反映于经络，通过经络反映于体表。脏腑之疾或四肢关节病变，其病气在经脉上都有特别喜欢的居住之所。《灵枢·邪客》指出："肺心有邪，其气留于两肘；肝有邪，其气留于两腋；脾有邪，其气留于两髀；肾有邪，其气留于两腘。"所以，经络穴位可以反映病候。古代先贤发现的这些规律和总结的宝贵经验，为我们今天的经络刮痧诊断提供了理论依据和方法。

刮拭经络穴位可以随时监测各脏腑器官的变化。经络穴位刮痧测健康有多种，下面介绍背腧穴刮痧测健康、四肢经脉刮痧测健康、单穴刮痧测健康的方法。具体运用时可将这几种方法结合起来，如测心脏健康状况时，可以选择背腧穴的心俞，上肢的心经、心包经，肘窝穴位等部位测查，综合分析，能更准确地判断心脏的健康状况。如果能和前面介绍的心脏脊椎对应区和心脏体表投影区一起测查，则能更全面、准确地了解心脏健康状况。

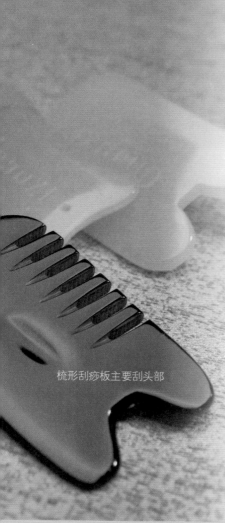

梳形刮痧板主要刮头部

相关知识

背腧穴

五脏六腑之气直接输注于背腰部的腧穴称为背腧穴。"腧"有传输之意，即脏腑之气血由内向外输注于此。其分布规律与五脏六腑所在的位置密切相关，所有与脏腑相关的背腧穴均分布在膀胱经第一条侧线上。背腧穴可用于诊断脏腑健康状况。脏腑发生病变时，对相应背腧穴进行刮拭，穴位肌肤处可出现变色、发凉、发热、突起、凹陷等感觉和外在变化。另外，也可出现痧斑，刮拭有僵硬、松弛、结节、条索样改变，这些感觉和外在变化均是诊察脏腑健康和疾病的客观依据。

背腧穴刮痧测脏腑健康

　　背腧穴是足太阳膀胱经行于背部两侧的穴。足太阳膀胱经在体表的循行线，起于内眼角的睛明穴，上行过额至巅顶，行项后、后背、大腿后外侧、小腿后侧止于小趾外侧的至阴穴。五脏六腑之气均输注于背腰部膀胱经的腧穴，依脏腑位置顺序排列，以相应脏腑的名称来命名（如图）。测查这些腧穴可以直接了解各脏腑器官的健康状况。另外，根据穴位的相应位置，对其进行刮拭也可以治疗相应脏腑疾病。

各脏腑背腧穴分布

　　各脏腑器官腧穴分布的规律如下：心肺之气输注于上背部，肝胆、胰腺、脾胃之气输注于中背部，肾、膀胱、大肠、小肠、生殖器官之气输注于腰部、腰骶部。

肺脏

肺俞穴：第3胸椎棘突下旁开1.5寸
魄户穴：第3胸椎棘突下旁开3寸

心脏

心俞穴：第5胸椎棘突下旁开1.5寸
神堂穴：第5胸椎棘突下旁开3寸

肝脏

肝俞穴：第9胸椎棘突下旁开1.5寸
魂门穴：第9胸椎棘突下旁开3寸

胆

胆俞穴：第10胸椎棘突下旁开1.5寸
阳纲穴：第10胸椎棘突下旁开3寸

脾脏

脾俞穴：第11胸椎棘突下旁开1.5寸
意舍穴：第11胸椎棘突下旁开3寸

胃

胃俞穴：第12胸椎棘突下旁开1.5寸
胃仓穴：第12胸椎棘突下旁开3寸

肾脏

肾俞穴：第2腰椎棘突下旁开1.5寸
志室穴：第2腰椎棘突下旁开3寸

大肠

大肠俞穴：第4腰椎棘突下旁开1.5寸

小肠

小肠俞穴：第1骶椎棘突下旁开1.5寸

膀胱

膀胱俞穴：第2骶椎棘突下旁开1.5寸
胞肓穴：第2骶椎棘突下旁开3寸

生殖器官

八髎穴（上髎、次髎、中髎、下髎）：
第1~4骶椎后孔中

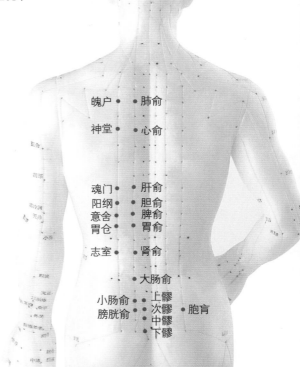

背腧穴诊断刮拭方法

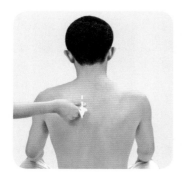

1 用推刮法从上到下刮肺俞穴。

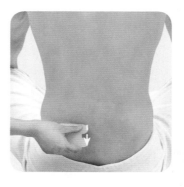

2 用面刮法从上到下刮肾俞穴。

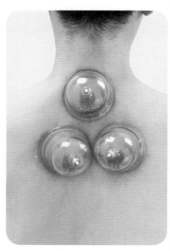

4 平坦的背部很适合拔罐诊断，也可以以大小适合的透明罐具在各穴位拔5~10分钟。

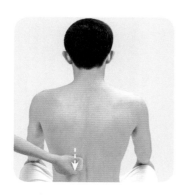

3 用面刮法刮拭肝俞穴。

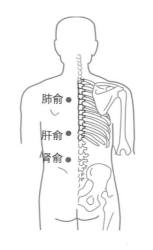

肺俞 ●

肝俞 ●

肾俞 ●

要点提示

1 选择腧穴位置要准确，刮拭范围以腧穴为中心，上下延长1~2寸。用推刮法缓慢刮拭。

2 背腧穴既可以反映相关联的内脏健康状况，也可以反映与这个内脏相关联的五官等的健康状况，如肝俞穴可以反映肝的健康状况，也可以反映与肝相关联的情志、筋与目的健康状况。

3 可以先刮痧，后拔罐（留罐5分钟），或分开单独诊断。痧象、阳性反应和拔罐诊断综合分析能更准确判断亚健康的原因和性质。

健康状况分析

😊 健康 刮拭各脏腑器官的背腧穴，无任何不适感觉，没有痧斑出现，或仅有少量鲜红色、均匀的痧点，拔罐后罐具内无水雾，皮肤呈粉红色，提示各脏腑功能良好，为健康状态。

😞 亚健康 当某脏腑处于亚健康状态或疾病状态时，膀胱经上的同名腧穴局部也会呈现气血瘀滞、细胞缺氧状态。如出现密集的暗红色、紫红色痧斑或伴有疼痛的结节等阳性反应物，以及拔罐后罐具内有水雾，或皮肤出现水疱等均提示该脏腑为亚健康状态。出痧和阳性反应的腧穴即提示亚健康的脏腑。

背腧穴处出痧或发现阳性反应物，应区别是背部肌肉软组织的病变，还是相应脏腑功能异常。一般脏腑功能异常的痧象和阳性反应物，是以穴位为中心的直径小于 2 厘米的面积，腰背部肌肉等软组织的损伤往往是较大的面积，同时伴有肌肉紧张、僵硬。

分析亚健康的轻重程度

出现暗红色、紫红色密集的痧斑，但是没有疼痛感觉：提示该脏腑经脉有气血瘀滞，但时间不长或不很严重，可见于没有症状的轻微亚健康状态或劳累。

只有轻微疼痛，没有或仅有轻度痧斑：提示该脏腑气血不足，程度较轻。

以上两种情况采用刮痧保健方法可以取得良好效果。

如腧穴处出现暗红色、紫红色密集的痧斑，有疼痛感觉：提示该脏腑器官气血瘀滞时间比较长。或拔罐后罐体内水雾较多，皮肤出现多个水疱，同样提示该脏腑的亚健康，有时会有症状表现。可以采用刮痧治疗。

● **如痧色深而密集，并在腧穴部位发现明显的结节，疼痛性质为刺痛：**提示血液瘀滞日久，比较严重，应警惕该脏腑的病变。可以采用刮痧治疗和综合治疗方法。

● **如刮拭无痧出现，只在腧穴部位发现明显的结节，疼痛性质为刺痛：**提示局部气血瘀滞日久，局部组织粘连，问诊排除局部感受寒凉或劳损病变，则提示脏腑亚健康或有病理改变，应警惕该脏腑病变。

● **痧象多而密集，颜色晦暗、无光泽：**提示所查脏腑机体正气不足，或有陈旧性疾病。

出现"●"的现象确定为严重亚健康，应警惕疾病发生。

四肢经脉刮痧测经络、脏腑健康

脏腑与经脉相连。与脏腑相连的经脉均循行于四肢。四肢各关节部位活动频繁，解剖结构复杂，加之肘膝关节以下部位正处在经气由小到大逐渐充盛的阶段，都为经脉气血的流动增加了难度，故这些部位的经脉穴位极为敏感。脏腑经络功能减弱或失调，无论有无症状，在这些部位刮痧都会出现痧斑或阳性反应。通过刮拭四肢经脉，特别是经脉上肘膝关节以下一些与脏腑有特殊联系的穴位，可以帮助我们判断经脉、脏腑和局部器官的早期病理变化。

上肢大肠经、三焦经、小肠经循行分布

曲池穴: 肘横纹桡侧端稍外凹陷中

温溜穴: 大拇指一侧腕上横及 5 寸处

偏历穴: 大拇指一侧腕上横及 3 寸处

合谷穴: 手背部第 2 掌骨桡侧缘的中点

商阳穴: 食指桡侧，距爪甲角约 0.1 寸的爪甲根处

天井穴: 屈肘，肘尖(尺骨鹰嘴)直上 1 寸凹陷中

会宗穴: 在前臂背侧，腕背横纹上 3 寸，支沟尺侧，尺骨的桡侧缘

外关穴: 腕关节背面中央直上 2 寸

阳池穴: 腕背横纹中，指总伸肌肌腱尺侧凹陷中

关冲穴: 无名指尺侧距爪甲角约 0.1 寸的爪甲根处

小海穴: 屈肘，当尺骨鹰嘴与肱骨内上髁之间

少泽穴: 小指尺侧，距爪甲角约 0.1 寸的爪甲根处

支正穴: 在腕上 5 寸，阳谷与小海的连线上取之

养老穴: 屈肘，掌心向胸，尺骨小头桡侧缘上方的缝隙处

腕骨穴: 手背尺侧，横纹头凹陷中

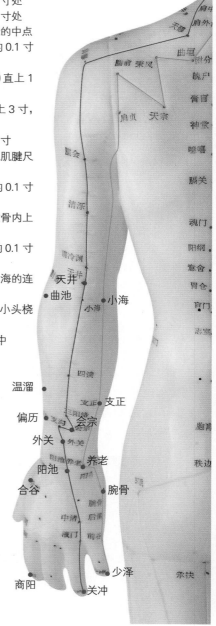

要点提示

四肢经脉刮痧遇到骨骼突起处，按压力要顺势减轻。刮拭脂肪比较少、肌腱比较多的肘关节外侧时，按压力要适当减小，速度减慢。采取分段刮拭法，确定出现痧斑和阳性反应的经脉。

—— 手少阳三焦经的体表循行线，起于无名指外侧端，循上肢外侧中部上行，过肩经颈达耳后耳前，斜行止于眼外角之下

—— 手太阳小肠经在体表的循行线，起于小指外侧端的少泽穴，沿上肢外侧后缘上行过肩越颈上面颊，到耳前听宫穴

上肢肺经、心经、心包经循行分布

大陵穴: 腕横纹中央、两筋之间,仰掌取穴
内关穴: 腕横纹上2寸,两筋之间
郄门穴: 在前臂掌侧,当曲泽与大陵的连线上,腕横纹上5寸
曲泽穴: 肘横纹,肱二头肌肌腱尺侧(即内侧)缘
商阳穴: 食指桡侧,距爪甲角约1分的爪甲根处
中冲穴: 中指指尖中央
少商穴: 拇指桡侧,距爪甲角约0.1寸处
太渊穴: 掌后第1横纹上,桡动脉桡侧凹陷中
列缺穴: 桡骨茎突上方,腕横纹上1.5寸
孔最穴: 尺泽穴与太渊穴(腕掌横纹桡侧端)的连线上,腕横纹上7寸处
尺泽穴: 肘横纹中,肱二头肌肌腱桡侧凹陷处
少冲穴: 小指桡侧,距爪甲角约0.1寸的爪甲根处
神门穴: 腕横纹尺侧端
通里穴: 腕横纹上1寸
阴郄穴: 尺侧屈腕肌肌腱的桡侧,腕横纹上5分
少海穴: 肘窝横纹尺侧端和肱骨内上髁之间的凹陷处

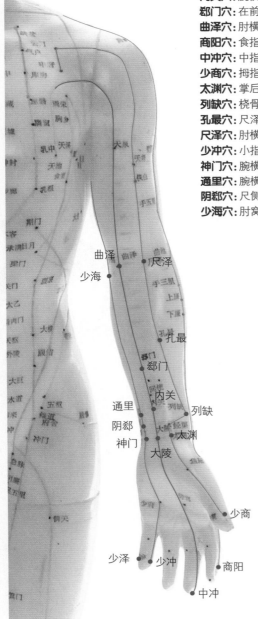

——— 手太阴肺经起于中焦,与肺相连属,向下联络大肠。循行于上臂前外侧,止于拇指少商穴

——— 手厥阴心包经与心包相连属,手厥阴心包经的体表循行线,由胸侧乳头外1寸的天池穴上行至腋,沿上肢内侧中线下行,终于中指端中冲穴

——— 手少阴心经在体表的循行线,出于腋下,沿上肢内侧后缘下行,终于小指内侧末端少泽穴

——— 手阳明大肠经起于食指桡侧爪甲根处的商阳穴,沿上肢外侧前缘上行肩端、走颈过颊绕唇,终于鼻旁迎香穴

刮拭上肢肺经和大肠经测健康

肺脏与大肠相表里。肺经气血失调，可出现气短、胸闷、咳嗽、咽喉肿痛等症，手臂内侧前缘及肩臂部会有疼痛感。肺脏的病变会在肺经肘窝尺泽穴、太渊穴、列缺穴反应明显。

大肠经气血失调，可出现腹痛、腹胀、腹泻或便秘，面部、咽喉及牙齿肿痛，手臂经脉循行部位疼痛。大肠的病变会在大肠经合谷穴和偏历穴反应明显。

刮拭肺经和大肠经穴可以诊测经脉、气血运行状况，又可以根据这些经穴了解肺和大肠的健康状况，同时有利于肺和大肠的保健。

上肢肺经、大肠经诊断刮拭方法

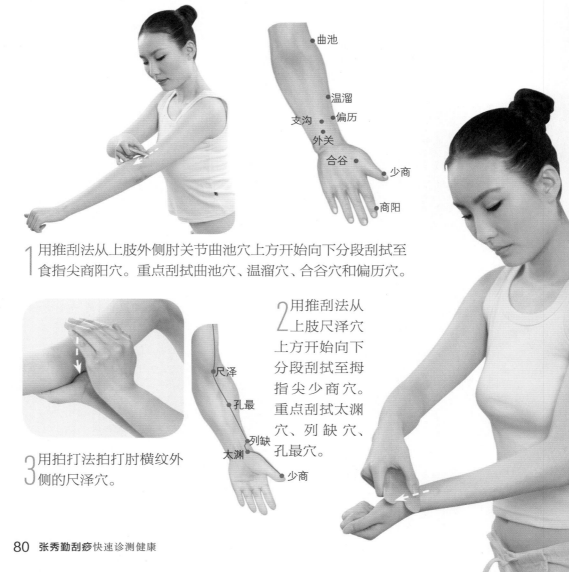

1 用推刮法从上肢外侧肘关节曲池穴上方开始向下分段刮拭至食指尖商阳穴。重点刮拭曲池穴、温溜穴、合谷穴和偏历穴。

2 用推刮法从上肢尺泽穴上方开始向下分段刮拭至拇指尖少商穴。重点刮拭太渊穴、列缺穴、孔最穴。

3 用拍打法拍打肘横纹外侧的尺泽穴。

健康状况分析

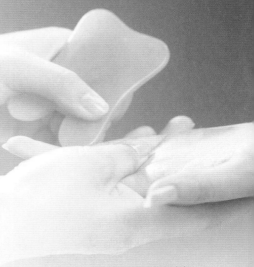

刮手部穴位可诊断脏腑健康

☺ 健康 刮拭肺和大肠经脉的重点穴位，无任何不适感觉，没有痧斑出现，或仅有少量鲜红色、均匀的痧点，提示各经脉、脏腑功能良好，为健康状态。

☹ 亚健康 刮拭上肢肺经、大肠经出现痧斑或疼痛等阳性反应时，有两种情况，一种是由于外伤或劳损引起的局部软组织损伤，经脉气血瘀滞；另一种是相连脏腑出现功能减弱或经脉气血失调。排除外伤或劳损后即可判断与之相连的脏腑经脉有无气血失调。可以根据痧象和阳性反应判断肺经和大肠经，以及肺和大肠的健康状况。

分析亚健康的轻重程度

经脉及重点穴位出现较密集、直径 1 厘米内的红色、紫红色痧象：肺经和大肠经气血瘀滞、缺氧的早期表现，常见于没有症状的肺脏亚健康状态。

只有轻微疼痛，没有或仅有轻度痧斑：提示肺和大肠气血不足，亚健康程度较轻。

以上两种情况采用刮痧保健方法可以取得良好效果。

出现暗红色、紫红色密集的痧斑，但没有疼痛感觉：提示该经脉、脏腑气血瘀滞，但时间不长或不严重，可见于没有症状的轻微亚健康状态或劳累时。

出现较密集的多个青紫色、直径 1~2 厘米的痧斑或包块样痧斑：提示肺经、大肠经气血瘀滞较明显，时间较长，为肺和大肠有症状的亚健康状态，劳累时常有气短、易感冒、咽喉不适以及腹胀、腹泻、便秘或头面部症状。

出现多个紫红色、青紫色，直径 2 厘米以上的痧斑，刮拭时伴有疼痛等阳性反应：提示严重的亚健康或正在患病时期，特别是中府穴、列缺穴、尺泽穴、偏历穴、曲池穴的痧斑和阳性反应更能提示目前的健康状况。要警惕肺脏和大肠的病理改变，应去医院进一步检查。

如刮拭无痧出现，只在腧穴部位发现明显的结节，疼痛性质为刺痛：提示气血瘀滞日久，局部组织粘连，问诊排除局部感受寒凉或劳损等软组织病变后提示经脉脏腑亚健康或病理改变，应警惕该脏腑的病变，及时去医院做系统检查，明确诊断，及早治疗。

痧象多而密集，颜色晦暗、无光泽：常提示机体正气不足，或有旧疾。

刮拭上肢心包经和三焦经测健康

　　心包与三焦相表里。心包是心的包膜，是保护心脏的。心包经气血失调，可有气短、心悸、头晕等症状。心包经气血失调或心包的病变会在心包经肘窝曲泽穴、大陵穴、内关穴反应明显。

　　三焦不是有形的脏腑器官，三焦是水液运行的通路，元气出入的场所。其功能与现代医学内分泌功能、神经系统功能类似。三焦的病变会在阳池穴、外关穴反应明显。

　　刮拭心包经和三焦经，既可以诊测经脉气血运行状况，又可以根据这些经穴的反应了解心包和三焦的健康状况，也有利于心包和三焦的保健。

上肢心包经、三焦经诊断刮拭方法

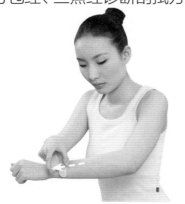

1 用推刮法从上肢外侧肘关节天井穴上方开始沿三焦经循行线分段向下刮拭至无名指处关冲穴。重点刮拭天井穴、会宗穴、外关穴、阳池穴。

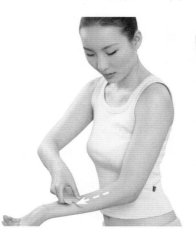

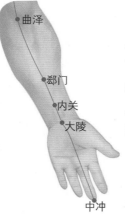

3 刮拭曲泽穴。然后开始沿心包经循行线向下分段刮拭至中指尖中冲穴。重点刮拭大陵穴、内关穴、郄门穴。

2 用推刮法从曲泽穴往下刮拭到大陵穴。

健康状况分析

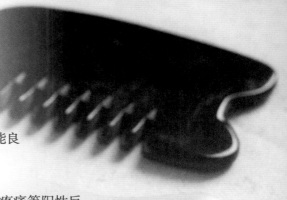

刮痧板断裂不宜再用

😊 **健康** 刮拭心包经、三焦经脉和重点穴位，无任何不适感觉，没有痧斑出现，或仅有少量鲜红色、均匀的痧点，提示各经脉、脏腑功能良好，为健康状态。

😞 **亚健康** 刮拭上肢心包经、三焦经出现痧斑或疼痛等阳性反应时，有两种情况，一种是由于外伤或劳损引起的局部软组织损伤，经脉气血瘀滞；另一种是相连脏腑出现功能减弱或经脉气血失调。先观察皮肤的色泽及局部形态，再通过问诊询问有无外伤、运动障碍。排除局部有慢性炎症、损伤后，即可判断为与之相连的脏腑经脉气血失调或有疾。可以根据痧象和阳性反应判断心包经和三焦经，以及心包和三焦的健康状况。

分析亚健康的轻重程度

经脉和重点穴位出现较密集、直径1厘米内的红色、紫红色痧象： 提示心包经、三焦经气血瘀滞的早期表现，常见于没有症状的心包和三焦亚健康状态。

出现暗红色、紫红色密集的痧斑，但没有疼痛感觉： 提示该经脉脏腑气血瘀滞，但时间不长或不严重，可见于没有症状的轻微亚健康状态或劳累时。

只有轻微疼痛，没有或仅有轻度痧斑： 提示心包和三焦气血不足，亚健康程度较轻。

以上三种情况采用刮痧保健方法可以取得良好效果。

出现较密集的多个青紫色，直径1~2厘米的痧斑或包块样痧斑： 提示心包经、三焦经气血瘀滞较明显，时间较长，为心包和三焦有症状的亚健康状态，劳累时常有气短、心慌、头晕、乏力以及腹胀、食欲不振和内分泌失调等症状。

出现多个紫红色、青紫色，直径2厘米以上的痧斑，刮拭时伴有疼痛等阳性反应： 提示亚健康严重或正在患病时期，应去医院进一步检查，特别是内关穴、外关穴、郄门穴、曲泽穴、会宗穴的痧斑和阳性反应更能提示目前的健康状况。

如刮拭无痧出现，只在腧穴部位发现明显的结节，疼痛性质为刺痛： 提示气血瘀滞日久，局部组织粘连，问诊排除局部感受寒凉或劳损等软组织病变后，即提示经脉、心脏或内分泌系统、神经系统亚健康或病理改变，应警惕心脏和内分泌系统、神经系统的病变，及时去医院做系统检查，明确诊断，及早治疗。

痧象多而密集，颜色晦暗、无光泽： 常提示机体正气不足，或有旧疾。

刮拭上肢心经和小肠经测健康

　　心与小肠相表里。心经气血失调，可出现气短、心悸、头晕、血压异常、神经衰弱，或汗液、神志异常。心经气血失调或心脏的病变会在心经神门穴、通里穴，肘窝少海穴反应明显。

　　小肠经气血失调，可有肩臂疼痛、消化吸收不良、口渴、口舌生疮、头面五官有疾、尿液黄少、涩痛或烦热等症状。小肠经气血失调或小肠有病变会在小肠经腕骨穴、支正穴反应明显。

　　刮拭心经和小肠经既可以诊测经脉气血运行状况，又可以根据这些穴位的反应了解心和小肠的健康状况，也有利于心和小肠的保健。

上肢心经、小肠经诊断刮拭方法

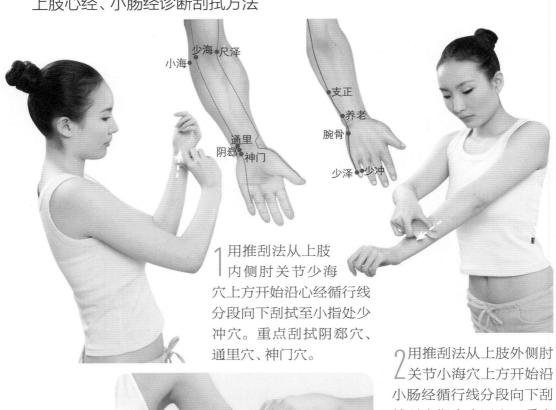

1 用推刮法从上肢内侧肘关节少海穴上方开始沿心经循行线分段向下刮拭至小指处少冲穴。重点刮拭阴郄穴、通里穴、神门穴。

2 用推刮法从上肢外侧肘关节小海穴上方开始沿小肠经循行线分段向下刮拭至小指尖少泽穴。重点刮拭小海穴、支正穴、养老穴和腕骨穴。

3 用拍打法拍打肘窝部位尺泽穴。

健康状况分析

健康 刮拭心和小肠经脉和重点穴位，无任何不适感觉，没有痧斑出现，或仅有少量鲜红色、均匀的痧点，提示各经脉、脏腑功能良好，为健康状态。

亚健康 刮拭上肢心经、小肠经出现痧斑或疼痛等阳性反应时，有两种情况，一种是由于外伤或劳损引起的局部软组织损伤，经脉气血瘀滞；另一种是相连脏腑出现功能减弱或气血失调导致脏腑亚健康或有疾病。先观察皮肤的色泽及局部形态，再通过问诊询问有无外伤、运动障碍。排除局部有慢性炎症、损伤后，即可判断为与之相连的脏腑经脉气血失调或有疾。可以根据痧象和阳性反应判断心经和小肠经，以及心和小肠的健康状况。

分析亚健康的轻重程度

经脉和重点穴位出现较密集、直径1厘米内的红色、紫红色痧象： 提示心经、小肠经气血瘀滞的早期表现，常见于没有症状的心经和小肠经亚健康状态。

只有轻微疼痛，没有或仅有轻度痧斑： 提示心经和小肠经气血不足，程度较轻。

以上两种情况采用刮痧保健方法可以取得良好效果。

出现较密集的多个青紫色，直径1~2厘米的痧斑或包块样痧斑： 提示心经、小肠经气血瘀滞较明显，时间较长，为心经和小肠经有症状的亚健康状态，劳累时常有气短、心慌、头晕、乏力以及腹胀、食欲不振和内分泌失调等症状。

出现多个紫红色、青紫色，2厘米以上的痧斑，刮拭时伴有疼痛等阳性反应： 提示亚健康严重或正在患病时期，应去医院进一步检查，特别是通里穴、支正穴、神门穴、少海穴、天宗穴的痧斑和阳性反应更能提示目前的健康状况。经常刮拭可监测心脏和内分泌系统、神经系统的健康状况。

如刮拭无痧出现，只在腧穴部位发现明显的结节，疼痛性质为刺痛： 提示气血瘀滞日久，局部组织粘连，问诊排除局部感受寒凉或劳损后，即提示经脉心脏或内分泌系统、神经系统亚健康或病理改变，应警惕心脏和内分泌系统、神经系统的病变，及时去医院做系统检查，明确诊断，及早治疗。

痧象多而密集，颜色晦暗、无光泽： 常提示机体正气不足，或有旧疾。

下肢胃经、胆经、膀胱经循行分布

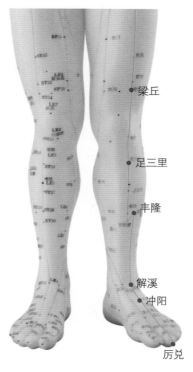

梁丘穴: 髌底外侧端上 2 寸处
足三里穴: 外侧膝眼直下 3 寸
丰隆穴: 从外踝前缘平齐外踝尖处,到外膝眼连线的 1/2 处
冲阳穴: 在足背最高处,拇长伸肌肌腱与趾长伸肌肌腱之间,足背动脉搏动处
厉兑穴: 足 2 趾外侧,距爪甲角约 0.1 寸的爪甲根处
阳陵泉穴: 腓骨小头前下方的凹陷中
外丘穴: 小腿外侧,外踝上 7 寸
解溪穴: 在足背与小腿交界处的横纹中央凹陷中
光明穴: 外踝高点上 5 寸,腓骨前缘
足窍阴穴: 第 4 趾外侧,趾甲角旁 0.1 寸
涌泉穴: 足掌心前 1/3 和后 2/3 交界处

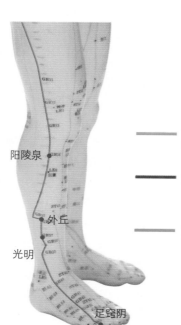

—— 足阳明胃经的体表循行线,行于面部、胸腹、下肢外侧前缘,止于足 2 趾外侧端,可以调节胃肠功能,治疗急、慢性胃肠疾病,头面五官疾患

—— 足少阳胆经的体表循行线,起于目外眦,经头侧、躯干外侧、下肢外侧下行,过足背止于足 4 趾外侧端

—— 足太阳膀胱经的体表循行线,起于内眼角的睛明穴,上行过额至巅顶,行项后、后背、大腿后外侧、小腿后侧,止于小趾外侧的至阴穴

下肢脾经、肝经、肾经循行分布

隐白穴：足大趾内侧距爪甲角约 0.1 寸的爪甲根处
太白穴：在足大趾本节的后下方，赤白肉际凹陷处
公孙穴：第 1 跖骨底之前下缘凹陷中，赤白肉际处
地机穴：阴陵泉下 3 寸，胫骨后缘
阴陵泉穴：胫骨内侧髁下缘，胫骨后缘和腓肠肌之间的凹陷处
大敦穴：足拇指腓侧趾甲角旁 0.1 寸
太冲穴：足拇指与次趾的趾缝后约 2 寸处
蠡沟穴：内踝高点上 5 寸，胫骨内侧面正中
中都穴：内踝高点上 7 寸，胫骨内侧面正中
曲泉穴：屈膝，当膝内侧横纹头上方，半腱肌、半膜肌止端前缘凹陷中
委中穴：膝弯正中央的横纹上，两条大筋的中间
委阳穴：腿弯横纹外侧端，股二头肌肌腱内缘
金门穴：在足外侧，当外踝前缘直下，骰骨下缘凹陷处
京骨穴：第 5 跖骨粗隆下方，赤白肉际处
飞扬穴：昆仑穴直上 7 寸，承山穴外下方 1 寸处
至阴穴：足小趾外侧趾甲角旁约 0.1 寸
太溪穴：内踝后缘与跟腱内侧的中间，与内踝尖平齐处
大钟穴：在足内踝后下方，太溪穴下 0.5 寸稍后，跟腱附着部的内侧凹陷处
水泉穴：内踝与跟腱之间的凹陷处直下 1 寸
阴谷穴：半屈膝，膝弯横纹内侧头上

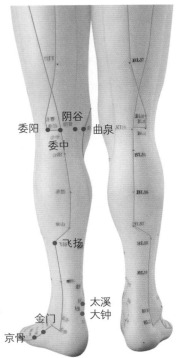

—— 足太阴脾经的体表循行线，起于足大趾末端隐白穴，沿足内侧、下肢内侧前缘上行，过腹至胸

—— 足厥阴肝经的体表循行线，起于足拇指外侧大敦穴，沿拇指、次趾缝上行，经内踝前、小腿内侧前缘，上行至内踝上 8 寸处，与足太阴脾经相交，居足太阴、足少阴之间，沿膝股内侧中线上行抵少腹，走侧腹至胁

—— 足少阴肾经在体表的循行线起于足小趾之下，斜向足心，沿足心及下肢内侧后缘上行，过腹达胸

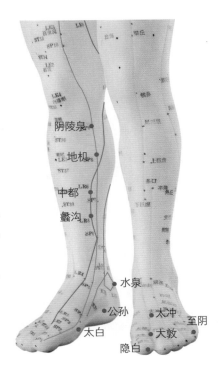

刮拭下肢脾经和胃经测健康

脾与胃相表里。脾经气血失调,可有食欲不振、消化不良、肌肉松弛、月经不调、出血等症。脾经气血失调或脾脏的病变会在脾经太白穴、公孙穴、阴陵泉穴反应明显。

胃经气血失调,可有消化不良、胃脘胀满、疼痛、泛酸等症。胃经气血失调或胃的病变会在胃经冲阳穴、丰隆穴、足三里穴反应明显。

刮拭脾经和胃经既可以诊测经脉气血运行状况,又可以根据这些穴位的反应了解脾和胃的健康状况,也有利于脾胃的保健。

下肢脾经、胃经诊断刮拭方法

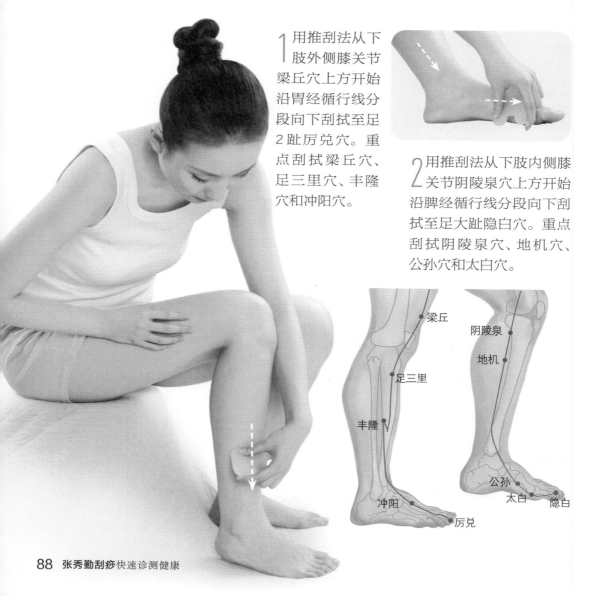

1 用推刮法从下肢外侧膝关节梁丘穴上方开始沿胃经循行线分段向下刮拭至足2趾厉兑穴。重点刮拭梁丘穴、足三里穴、丰隆穴和冲阳穴。

2 用推刮法从下肢内侧膝关节阴陵泉穴上方开始沿脾经循行线分段向下刮拭至足大趾隐白穴。重点刮拭阴陵泉穴、地机穴、公孙穴和太白穴。

梁丘
阴陵泉
地机
足三里
丰隆
公孙
太白
隐白
冲阳
厉兑

健康状况分析

☺ **健康** 刮拭脾经、胃经经脉和重点穴位，无任何不适感觉，没有痧斑出现，或仅有少量鲜红色、均匀的痧点，提示各经脉、脏腑功能良好，为健康状态。

☹ **亚健康** 刮拭下肢脾经、胃经出现痧斑或疼痛等阳性反应时，有两种情况，一种是由于外伤或劳损引起的局部软组织损伤，经脉气血瘀滞；另一种是相连经脉脏腑出现功能减弱或失调导致的经脉脏腑亚健康或有疾病。先观察皮肤的色泽及局部形态，再通过问诊询问有无外伤、运动障碍。排除局部慢性炎症、损伤后，即可判断为与之相连的脏腑经脉气血失调或有疾。可以根据痧象和阳性反应判断脾经和胃经以及脾胃的健康状况。

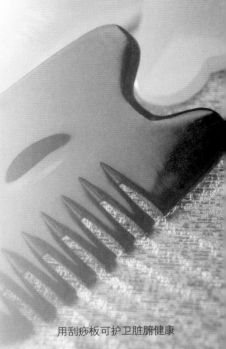

用刮痧板可护卫脏腑健康

分析亚健康的轻重程度

经脉穴位出现较密集、直径 1 厘米内的红色、紫红色痧象：提示脾经、胃经气血瘀滞的早期表现，常见于没有症状的脾胃亚健康状态。

出现暗红色、紫红色密集的痧斑，但没有疼痛感觉：提示该脏腑气血瘀滞，但时间不长或不严重，可见于没有症状的轻微亚健康状态或劳累时。

只有轻微疼痛，没有或仅有轻度痧斑：提示脾胃气血不足，亚健康程度较轻。

以上三种情况采用刮痧保健方法可以取得良好效果。

出现较密集的多个青紫色，直径 1~2 厘米的痧斑或包块样痧斑：提示脾经、胃经气血瘀滞较明显，时间较长，为脾胃有症状的亚健康状态，劳累时常有食欲减退、腹胀、胃脘疼痛、腹泻或便秘等症状。

出现多个紫红色、青紫色，直径 2 厘米以上的痧斑，刮拭时伴有疼痛等阳性反应：提示亚健康严重或正在患病，特别是公孙穴、丰隆穴、阴陵泉穴、足三里穴、梁丘穴的痧斑和阳性反应更能提示目前的健康状况。要警惕消化系统的病理改变，应去医院进一步检查，经常监测脾胃的健康状况。

以上两种情况可以采用刮痧治疗。

如刮拭无痧出现，只在腧穴部位发现明显的结节，疼痛性质为刺痛：提示气血瘀滞日久，局部组织粘连，问诊排除局部感受寒凉或劳损后，即提示脾胃、经脉亚健康或有病理改变，应警惕脾胃病变，及时去医院做系统检查。

痧象多而密集，颜色晦暗、无光泽：常提示机体正气不足，或有旧疾。

刮拭下肢肝经和胆经测健康

　　肝和胆相表里。肝经气血失调，可致肝胆疾患，有烦躁、易怒、抑郁、胸胁胀痛、腹胀、眩晕、月经不调、眼睛干涩、筋脉拘挛等症状。肝经气血失调或肝脏的病变会在肝经太冲穴、蠡沟穴、曲泉穴反应明显。

　　胆经气血失调，可出现肝胆疾患，有失眠多梦、偏头痛、骨节肢体疼痛、消化不良、口苦、尿黄等症状。胆经气血失调或胆的病变会在阳陵泉穴、丘墟穴、光明穴反应明显。

　　刮拭肝经和胆经既可以诊测经脉气血运行状况，又可以根据这些穴位的反应了解肝和胆的健康状况，也有利于肝胆的保健。

下肢肝经、胆经诊断刮拭方法

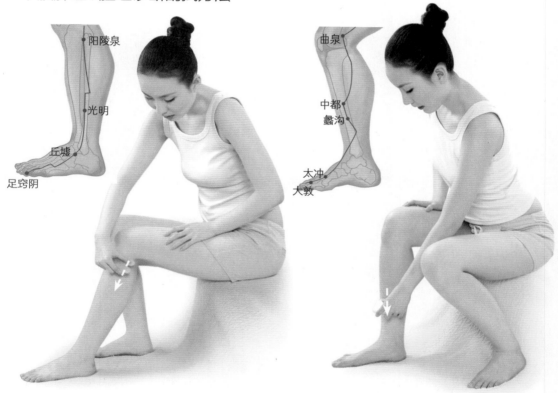

1 用推刮法从下肢外侧膝关节阳陵泉穴上方开始沿胆经循行线分段向下刮拭至第4趾尖足窍阴穴。重点刮拭阳陵泉穴、光明穴和丘墟穴。

2 用推刮法从下肢内侧膝关节曲泉穴上方开始沿肝经循行线分段向下刮拭至足拇指尖大敦穴。重点刮拭曲泉穴、中都穴、蠡沟穴和太冲穴。

健康状况分析

☺ **健康** 刮拭肝经、胆经经脉和重点穴位，无任何不适感觉，没有痧斑出现，或仅有少量鲜红色、均匀的痧点，提示各经脉、脏腑功能良好，为健康状态。

☹ **亚健康** 刮拭下肢肝经、胆经出现痧斑或疼痛等阳性反应时，有两种情况，一种是由于外伤或劳损引起的局部软组织损伤，经脉气血瘀滞；另一种是相连脏腑出现功能减弱或气血失调导致的脏腑亚健康或有疾病。先观察皮肤的色泽及局部形态，再通过问诊询问有无外伤，平日局部是否有疼痛感觉、运动障碍，确定是否肢体局部有慢性炎症、损伤。排除外伤后即可判断为与之相连的脏腑经脉气血失调。可以根据痧象和阳性反应判断肝经和胆经，以及肝和胆的健康状况。

分析亚健康的轻重程度

经脉和重点穴位出现较密集、直径1厘米内的红色、紫红色痧象： 提示肝经、胆经气血瘀滞的早期表现，常见于没有症状的肝胆亚健康状态。

出现轻微暗红色、紫红色密集的痧斑，但没有疼痛感觉： 提示该脏腑气血瘀滞，但时间不长或不严重，可见于没有症状的轻微亚健康状态或劳累时。

只有轻微疼痛，没有或仅有轻度痧斑： 提示肝和胆气血不足，亚健康程度较轻。

出现较密集的多个青紫色、直径大于2厘米的痧斑或包块样痧斑： 提示肝经或胆经气血瘀滞较明显，时间较长，为肝和胆有症状的亚健康状态，劳累时常有胸胁胀痛、急躁易怒、失眠多梦以及与肝胆失调相关的症状。

出现多个紫红色、青紫色，直径2厘米以上的痧斑，刮拭时伴有疼痛等阳性反应： 提示严重的亚健康或正在患病时期，特别是期门穴、章门穴、日月穴、太冲穴、阳陵泉穴、曲泉穴、蠡沟穴的痧斑和阳性反应更能提示目前的健康状况。要警惕肝胆以及内分泌系统、消化系统的病理改变，应去医院进一步检查，经常监测肝胆的健康状况。

如刮拭无痧出现，只在腧穴部位发现明显的结节，疼痛性质为刺痛： 提示气血瘀滞日久，局部组织粘连，问诊排除局部感受寒凉或劳损后，即提示经脉、肝胆亚健康或有病理改变，应警惕肝胆的病变，及时去医院做系统检查，明确诊断，及早治疗。

痧象多而密集，颜色晦暗、无光泽： 常提示机体正气不足，或有陈旧性的疾病。

刮拭下肢肾经和膀胱经测健康

肾和膀胱相表里。膀胱经气血失调，可引起泌尿生殖系统、头颈部、腰背部及下肢的亚健康和疾病。膀胱及膀胱经病变会在委中穴、委阳穴、京骨穴、飞扬穴反应明显。

足少阴肾经与肾相连属。肾经气血失调，可以反映在泌尿生殖系统、五官耳咽、头部神经系统的亚健康和疾病，以及御寒能力、全身精力的减弱。肾脏及肾经病变会在阴谷穴、太溪穴、大钟穴反应明显。

刮拭肾经和膀胱经既可以诊测经脉气血运行状况，又可以根据这些穴位的反应了解肾和膀胱的健康状况，也有利于肾和膀胱的保健。

下肢肾经、膀胱经诊断刮拭方法

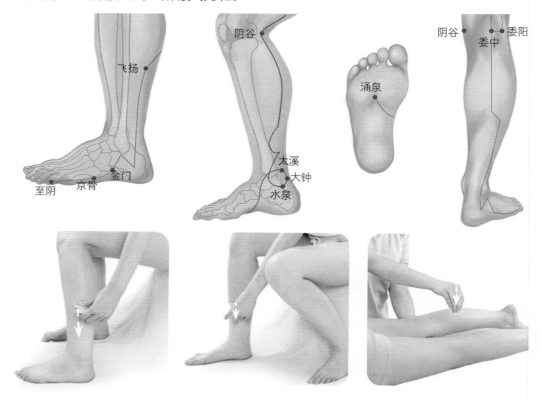

1 用推刮法从下肢后侧膝关节委中穴上方正中开始向下沿膀胱经循行线分段刮拭至足小趾至阴穴，重点刮拭京骨穴、金门穴和飞扬穴。

2 用推刮法从下肢内侧膝关节阴谷穴上方开始向下沿肾经循行线分段刮拭至足底涌泉穴。重点刮拭太溪穴、水泉穴和大钟穴。

3 用拍打法拍打膝窝部位委中穴、委阳穴和阴谷穴。

健康状况分析

😊 **健康** 刮拭肾和膀胱经脉和重点穴位，无任何不适感觉，没有痧斑出现，或仅有少量鲜红色、均匀的痧点，提示各经脉、脏腑功能良好，为健康状态。

☹ **亚健康** 刮拭下肢肾经、膀胱经出现痧斑或疼痛等阳性反应时，有两种情况，一种是由于外伤或劳损引起的局部软组织损伤，经脉气血瘀滞；另一种是相连脏腑出现功能减弱或经脉气血失调导致。先观察皮肤的色泽及局部形态，再通过问诊询问有无外伤，平日局部是否有疼痛感觉、运动障碍，确定是否肢体局部有慢性炎症、损伤。排除外伤后即可判断为与之相连的脏腑经脉气血失调或有疾。可以根据痧象和阳性反应判断肾经和膀胱经，以及肾和膀胱的健康状况。

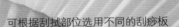

可根据刮拭部位选用不同的刮痧板

分析亚健康的轻重程度

经脉和重点穴位出现较密集、直径1厘米内的红色、紫红色痧象：提示肾经和膀胱经气血瘀滞的早期表现，常见于没有症状的肾和膀胱亚健康状态。

出现暗红色、紫红色密集的痧斑，但没有疼痛感觉：提示该脏腑气血瘀滞，但时间不长或不严重，可见于没有症状的轻微亚健康状态或劳累时。

只有轻微疼痛，没有或仅有轻度痧斑：提示肾和膀胱气血不足，亚健康程度较轻。

以上三种情况采用刮痧保健方法可以取得良好效果。

出现较密集的多个青紫色、直径大于2厘米的痧斑或包块样痧斑：提示肾经、膀胱经气血瘀滞较明显，时间较长，为肾和膀胱有症状的亚健康状态，劳累时常有腰酸、腰痛、精力减退、泌尿生殖器官功能失调等肾虚症状。

出现多个紫红色、青紫色，直径2厘米以上的痧斑，刮拭时伴有疼痛等阳性反应：提示亚健康严重或正在患病时期，特别是膀胱俞穴、肾俞穴、飞扬穴、大钟穴、太溪穴、委中穴、阴谷穴的痧斑和阳性反应更能提示目前的健康状况。要警惕肾脏和膀胱以及腰腿骨关节的病理改变，应去医院进一步检查，经常监测肾脏和膀胱的健康状况。

以上两种情况可以采用刮痧治疗。

如刮拭无痧出现，只在腧穴部位发现明显的结节，疼痛性质为刺痛：提示气血瘀滞日久，局部组织粘连，问诊排除局部感受寒凉或劳损病变后，即提示经脉、肾和膀胱亚健康或有病理改变，应警惕肾和膀胱的病变，及时去医院做系统检查，明确诊断，及早治疗。

痧象多而密集，颜色晦暗、无光泽：常提示机体正气不足，或有陈旧性的疾病。

单穴刮痧测健康

十二井穴部位刮痧测经脉健康

井穴指脉气像水的源头，称为井。形容经脉之出，气血浅而小。井穴多分布在手足末端，经脉细小，远离脏腑，对脏腑精气、气血不足最敏感。与五脏六腑相连的十二正经，每条经脉有一个井穴，合称"十二井"。刮拭十二井，根据穴位阳性反应的性质、程度和痧象颜色，可以帮助分析、判断十二经脉和与之相连脏腑的健康状况。

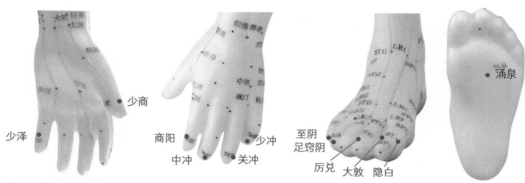

十二井穴部位

十二井穴部位即手部少商穴在拇指，为手太阴肺经；商阳穴在食指，为手阳明大肠经；中冲穴在中指，为手厥阴心包经；关冲穴在无名指，为手少阳三焦经；少冲穴在小指内侧，为手少阴心经；少泽穴在小指外侧，为手太阳小肠经；足部大敦穴在足大趾，为足厥阴肝经；隐白穴在足大趾，为足太阴脾经；厉兑穴在足2趾，为足阳明胃经；足窍阴穴在足4趾，为足少阳胆经；至阴穴在足小趾，为足太阳膀胱经；涌泉穴在足底，为足少阴肾经。

井穴刮拭方法

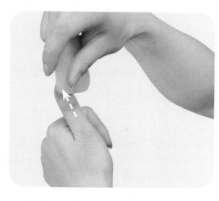

1 用推刮法依次缓慢刮拭手足各井穴。

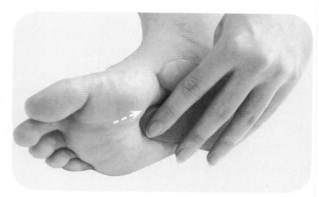

2 用单角刮法刮拭足底涌泉穴。

健康状况分析

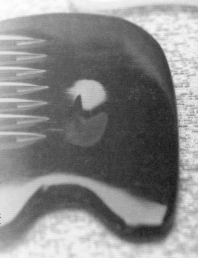

（😊 健康）刮拭各穴位无任何不适感觉，没有痧斑，或只有极少量浅色、分散痧斑，无疼痛等阳性反应，提示各经脉、脏腑功能良好。

（😟 亚健康）刮拭各井穴有疼痛感觉，或出现少量痧点，均提示相连经脉气血失调，重者连及脏腑，为经脉和与之相连脏腑亚健康。根据出现痧点或疼痛的穴位，即可确定气血失调的经脉、脏腑。

当出现心胸疼痛、胃脘胀满时，刮拭各井穴，寻找疼痛的井穴，比较各井穴疼痛程度的轻重，其中疼痛反应最重或出现少量痧点的井穴，其所在的经脉和相连的脏腑即是引起心胸症状的失调经脉和脏腑。

肺经、大肠经井穴明显的疼痛，提示多为咳嗽、咽痛、肛裂、痔疮等呼吸系统、直肠肛门的病理改变。

心经、心包经井穴明显的疼痛，提示心经、心包经、心脏的病理改变，多为心脏亚健康或有疾病。以此类推，结合问诊分析其他井穴出现的阳性反应，即可了解十二经脉的健康状况。

分析亚健康的轻重程度

刮拭各井穴，疼痛程度和经脉气血失调程度成正比：轻微的疼痛多属于单纯经脉气血失调或没有症状的脏腑亚健康状态，严重的疼痛或出现痧点常见于脏腑的亚健康。

如刮拭少商穴有轻微疼痛：提示肺经或肺脏气血瘀滞，为经脉轻度缺氧现象，常见于肺经或肺脏轻度亚健康，可以没有任何自觉症状。酸痛为气血不足的虚证，胀痛为气滞证。

以上两种情况采用刮痧保健方法可以取得良好效果。

如刮拭少商穴时出现红色痧点或刺痛：提示有气短、胸闷、咳嗽、发热、感冒等症，是肺热或肺经气血瘀滞的表现。以此类推其他井穴，了解其他经脉的亚健康轻重程度。可以采用刮痧治疗。

发现某一井穴有严重疼痛或明显阳性反应时，应引起警惕，结合其他部位的诊断方法加以验证，发现问题，及时进行系统检查，明确诊断，及早治疗。

八会穴刮痧测脏、腑、气、血、筋、脉、骨、髓健康

八会穴就是人体的脏、腑、气、血、筋、脉、骨、髓 8 个方面，各自有一个精气聚会的穴位，简称八会穴，多分布于躯干部位，少数在四肢。它们分别是，脏会章门、腑会中脘、气会膻中、血会膈俞、筋会阳陵泉、脉会太渊、骨会大杼、髓会绝骨。分别提示全身脏、腑、气、血、筋、脉、骨、髓的健康状况。凡属脏、腑、气、血、筋、脉、骨、髓 8 个方面的病变，都会在相应的精气聚会的穴位处有所反映。故对八会穴刮痧可以测查脏、腑、气、血、经、脉、骨、髓的健康状况。

脏、腑

脏与腑是一脏配一腑的表里关系。腑为表，病在腑为轻浅阶段，病在脏，说明已入里，较深重。相表里的脏腑在生理上互相促进，在病理上互相影响。

脏会章门

脏会章门指脏气汇聚在章门穴。章门穴为脾之募穴，脾之精气汇聚之处。脾位于中焦，为五脏六腑提供营养物质，为后天之本，气血化生之源。因此，脾脏的盛衰关乎五脏的健康，故有脏会章门之说。章门穴有调理脏腑，行气活血，治疗五脏病症的作用。可以通过对穴位的刮拭刺激，了解五脏健康。

腑会中脘

腑会中脘指六腑之气汇聚在中脘穴。中脘穴为胃之募穴，居胃脘之中，是胃腑之气汇聚的地方。胃为仓廪之官，水谷之海，六腑皆禀于胃，六腑的疾病可以通过经脉反映于中脘穴。因此，中脘穴具有调理气机，升清降浊，补益中气的作用，治疗六腑的病症。可以通过对穴位的刮拭刺激，了解六腑的功能状态。

脏、腑之会穴部位

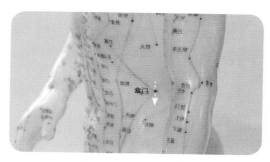

1 脏会章门，章门穴位置：胸部第 11 肋骨端下缘。

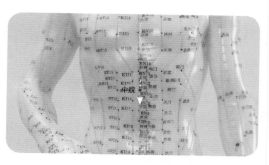

2 腑会中脘，中脘穴位置：腹部脐上 4 寸。

脏、腑诊断刮拭方法

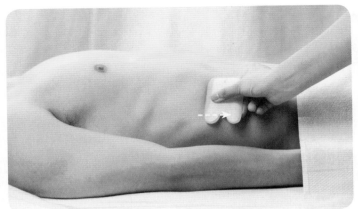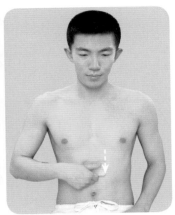

在章门穴、中脘穴先涂刮痧油，用推刮法从上向下刮拭。

健康状况分析

😊 **健康** 脏会章门、腑会中脘，平时刮拭两穴，可以了解脏腑总的功能状态。刮拭章门穴、中脘穴，无任何不适感觉，没有痧斑，或只有极少量浅色、分散痧斑，无疼痛等阳性反应，提示脏、腑功能良好。

😟 **亚健康** 刮拭中脘穴和章门穴，有痧斑、疼痛感或结节等阳性反应时，即提示该穴位所代表的脏或腑功能减弱。可以对比两穴的痧斑和阳性反应的性质、程度，协助判断病情的轻重久暂。根据亚健康的症状，结合章门穴、中脘穴的痧斑与阳性反应的性质、程度判断病位在脏，还是在腑。具体病位是哪一个脏腑要结合亚健康的症状或五脏的诊断方法来确定。如出现消化系统功能减弱，要分清病变是在胃的早期轻浅阶段，还是在脾的慢性阶段。

分析亚健康的轻重程度

有轻度或中度痧斑，或有疼痛： 提示脏或腑功能减弱、亚健康，痧斑多少、颜色深浅及疼痛轻重与脏、腑亚健康轻重成正比；酸痛而不出痧提示脏腑亚健康性质为血虚。

有结节等阳性反应，无疼痛： 结节不伴有疼痛，提示为旧疾，目前没有症状表现。

有痧斑、结节等阳性反应伴疼痛： 提示病变时间较长，结节愈大，时间愈长。

结节伴疼痛，提示目前有症状表现。如以上情况出现在章门穴，则可以判断有亚健康或病变与五脏关系密切，如有密集痧斑或疼痛感觉为刺痛，提示五脏亚健康或病变时间较长，为血脉瘀滞，气血失调比较严重，出痧的多少提示引起五脏亚健康或病变的血液瘀滞严重程度。

以此类推分析中脘穴出现的痧象和阳性反应，即可了解六腑的健康状况。

如两穴同有痧斑或阳性反应： 提示脏腑的亚健康时间较长，比较严重，应警惕脏腑亚健康由功能失调向器质性病理变化发展。

气、血

气、血是机体生命活动的一种能量，供给全身各脏腑器官营养和动力。这种能量若流动混乱，轻则导致亚健康，重则出现疾病。气虚则各脏腑功能活动减弱，气机失调的性质有气虚、气逆、气郁、气滞、气陷等。血病的性质有血虚、血瘀、血热、血寒等。气血之间是母子关系，血为气之母，血生气，血虚气不足。气为血帅，气行则血行，气滞则血瘀。气血之间生理上互相依存，病理上互相影响。

气会膻中

指气汇聚在膻中穴，是气之海。中医认为，肺主一身之气，吸入自然界的清气，与饮食水谷所化生的营卫之气相结合生成宗气，藏于膻中。因膻中穴位于两肺所居之中，有统摄诸气的作用，行血脉而助呼吸，故有气会膻中之说。膻中穴具有调气活血，益气通脉，宽胸理气的作用，可以治疗气机紊乱的病症。通过对膻中穴的刮拭刺激，也可以了解身体是否有气机失调之症，是否有肺气虚、宗气生成不足，具体气机失调的性质和部位要结合亚健康的症状来确定。

血会膈俞

指血汇聚在膈俞穴，膈俞因横膈而得名。横膈上为心肺所居，下为肝脾所在。这4个脏器，心主血脉，肺主气，脾统血，肝藏血。四脏之经脉循行均与横膈直接相连，故有血会膈俞之说。血液之病，与这4个脏气功能密切相关，因横膈的特殊位置，无论哪个脏器功能失调引起血液之病，均会在膈俞有所反映。膈俞穴具有补血止血，清血凉血，活血化瘀的作用，可以治疗血液诸病。通过对膈俞穴的刮拭刺激又可以了解血液的运行状况，及时发现有无血液失调的病症。具体性质和部位要结合亚健康的症状来确定。

气、血诊测健康刮拭方法

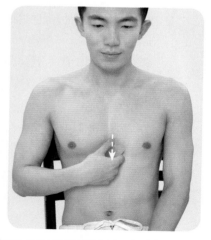

1 在膻中穴先涂刮痧油，用单角刮法从上向下缓慢刮拭。

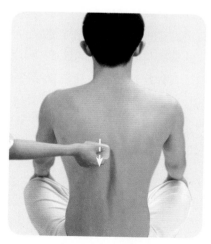

2 在背部膈俞穴先涂刮痧油，用推刮法从上向下缓慢刮拭。

气、血之会穴部位

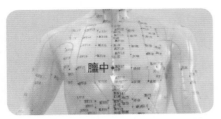

膻中穴具体位置：胸部前正中线上，两乳头之间。

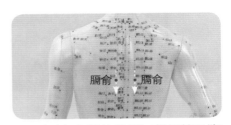

膈俞穴具体位置：背部第7胸椎棘突下旁开1.5寸。

健康状况分析

😊**健康** 气会膻中，血会膈俞，平时刮拭两穴，可以了解气血总的功能状态。刮拭膈俞穴、膻中穴，无任何不适感觉，没有痧斑，或只有极少量浅色、分散痧斑，无疼痛等阳性反应，提示气、血功能良好。

🙁**亚健康** 当穴位有痧斑、疼痛感或结节等阳性反应时，即提示该穴位所代表的功能减弱。如出现痧斑和阳性反应，提示机体血液功能异常。对比两穴的痧斑和阳性反应程度，协助判断病情的轻重久暂。至于气血失调的具体部位，要结合亚健康的症状来确定。

分析亚健康的轻重程度

气血之病常相互影响，如两穴同有痧斑或阳性反应提示气血失调的时间较长，比较严重。

气的亚健康：

轻度： 刮拭膻中穴有少量鲜红色散在沙砾，有轻微疼痛为极轻度的亚健康，没有症状表现。

中度： 有明显的酸痛感为气虚；有明显的胀痛感为气滞，气机有轻度亚健康；有较密集的红色、紫色痧斑，伴有刺痛感，提示气病已经影响到血液，出现血脉瘀滞，为中度亚健康。

重度： 刮拭时发现刮痧板下有沙砾、结节等阳性反应，提示气血瘀滞时间较长。

血的亚健康：

轻度： 刮拭膈俞穴有少量鲜红色散在沙砾，有轻微疼痛为极轻度的亚健康，没有症状表现。

中度： 有明显的酸痛感为气血虚；有明显的胀痛感，伴有密集的红色痧斑，为气滞血瘀，血脉有轻度亚健康；有较密集的红色、紫色痧斑，伴有刺痛感，提示血病时间较长，程度较重，局部有明显的血脉瘀滞，为中度亚健康。

重度： 结节提示病变时间较长。结节越大，时间越长，结节伴疼痛提示目前有症状表现；结节不伴有疼痛，或有深色无光泽的痧斑，虽重但为旧疾，目前没有症状表现。

如疼痛感觉为刺痛，深色痧斑密集，痧斑下有结节等阳性反应，提示血脉功能出现亚健康或病变时间较长，气血失调比较严重，出痧的多少、颜色深浅，结节的大小、软硬提示气血失调的严重程度。

气血之病常互相影响。如两穴同有痧斑或阳性反应提示气血失调的时间较长，比较严重。

筋、脉

筋靠血脉濡养，血足脉才通，筋才柔韧、有力量。脉络畅通，不仅关乎筋的健康，还关乎全身各组织器官的健康。

脉会太渊

脉指脉管，与心相连，是血液运行的通路，输送气血等营养物质。血脉的病变会影响全身各脏腑器官以及筋脉。脉会太渊指全身脉之精气汇聚在太渊穴，太渊穴为手太阴肺经之原穴。中医早有"肺朝百脉"之说，认为"全身气血流行于肺，依靠肺气输布到全身"，所以脉之气汇聚到了手太阴肺经。太渊穴所在部位是十二经脉之气总会合的地点，是五脏六腑之气总会合点。太渊穴具有理气、活血、通脉之效，有调节全身脉气的作用。通过对太渊穴的刮拭刺激，也可以了解全身脉气的运行情况。太渊穴的阳性反应和痧斑提示脉之病变，通常与心肺关系密切。可结合症状分析具体情况确定病变脏腑。

筋会阳陵泉

筋指肌腱、韧带，全身与骨骼肌肉相连的部分。筋之病变会引起屈伸不利，关节活动障碍，以及筋脉拘挛。阳陵泉穴是胆经之合穴。筋之精气汇聚在阳陵泉穴。肝主筋，肝血濡养筋脉。肝胆相表里，为此胆自然在濡养筋脉方面也有重要作用。阳陵泉穴是胆经上的穴位，所以可治疗筋病。阳陵泉穴位于膝关节处，与六阳经的经筋相联系。阳陵泉穴具有舒筋利节，活络通痹，熄风定惊的作用。通过对阳陵泉穴的刮拭刺激可以了解筋脉的健康状况。阳陵泉穴的阳性反应和痧斑提示筋之病变。具体筋病部位要结合症状分析确定。

诊测筋、脉健康刮拭方法

在太渊穴、阳陵泉穴处涂刮痧油，用推刮法从上向下缓慢刮拭。

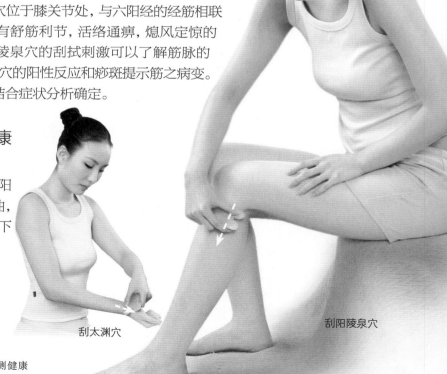

刮太渊穴

刮阳陵泉穴

筋、脉之会穴部位

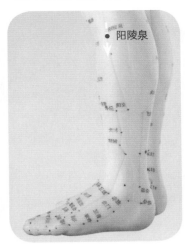

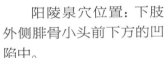

阳陵泉穴位置：下肢外侧腓骨小头前下方的凹陷中。

健康状况分析

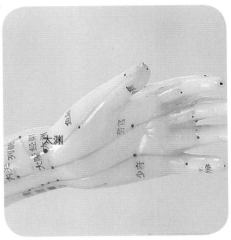

😊健康 平时刮拭两穴，可以了解筋、脉总的功能状态。无任何不适感觉，没有痧斑，或只有极少量浅色、分散痧斑，无疼痛等阳性反应，提示筋、脉功能良好。

太渊穴具体位置：手掌后第1横纹上，桡动脉桡侧凹陷中。

😟亚健康 阳陵泉穴、太渊穴有痧斑、疼痛感或结节等阳性反应时，即提示该穴位所代表的某方面功能减弱。因为筋会阳陵泉，脉会太渊，刮拭阳陵泉穴、太渊穴如出现痧斑和阳性反应，提示机体有筋脉功能减弱，是血虚不能濡养筋脉，还是脉管本身气血运行障碍，需对比两穴的痧斑和阳性反应的程度，综合判断。如只有阳陵泉穴有明显的阳性反应，而出痧少，太渊穴无明显的痧斑和阳性反应，提示筋本身出现了损伤；如太渊穴和阳陵泉穴均有痧斑，提示筋之病变与血脉失调有关。

分析亚健康的轻重程度

有轻度或中度痧斑，或有疼痛感：提示筋或脉功能减弱的亚健康状态。痧斑多少、颜色深浅及疼痛轻重与筋或脉的亚健康轻重成正比。

有结节提示病变时间较长，结节越大，时间越长：结节伴疼痛提示目前有症状表现；结节不伴有疼痛，为旧疾，目前没有症状表现。

如以上情况出现在阳陵泉穴，则可以判断亚健康或病变与筋关系密切，或病变在筋：如疼痛感觉为刺痛提示筋的亚健康或病变时间较长，与血液瘀滞有关，出痧的多少提示血液

瘀滞的程度；酸痛而不出痧提示筋病性质为血虚，血不养筋。

以此类推分析太渊穴出现的痧象和阳性反应，即可了解脉管的健康状况。太渊穴的痧斑与阳性反应均提示脉管的亚健康和轻重程度。

如两穴同有痧斑或阳性反应：提示筋、脉的亚健康时间较长，比较严重，应警惕骨关节疾病，提示治疗筋之病，一定要从养血、活血，通脉活络入手。

骨、髓

骨与髓关系密切，骨有赖于髓的滋养才能强壮，髓有赖于肾气充盛才能化生。脑为髓海，髓旺不仅骨壮，大脑也会清明，另外也会身轻而有力量，思维敏捷。骨与髓之病变会互相影响，形成恶性循环。

骨会大杼

骨指骨骼，骨内藏髓，滋养骨骼。骨骼的病变有骨骼发育不良、骨质疏松、骨质增生、牙齿生长不良等。骨会大杼指骨之精气汇聚在大杼穴。大杼穴是膀胱经上背部的穴位。中医认为，肾主骨，生髓，通于脑。骨骼的病变与肾虚有关。骨骼的强壮有赖于骨髓的充养，脑为髓海，向下贯注于大杼，故大杼为骨之会。大杼穴有强健筋骨的作用，是治疗骨病的重要穴位。刮拭大杼穴还可以帮助了解骨骼的健康，骨骼病变的具体位置要根据症状或客观诊断来确定。

髓会绝骨

髓主要指脊髓，也包括脊髓腔内的髓质。肾生髓，髓能养肾，脊髓中的髓又与脑相通。髓会绝骨指髓之精气汇聚在绝骨穴。

绝骨穴是胆经之穴。中医认为，骨髓的化生与少阳胆经关系密切。《灵枢·脉篇》指出足少阳之脉"是主骨所生病……骨之绝处，髓则随骨而滋，有下润之势，所以会于此也"。故刺激绝骨穴可以激发髓之精气，养精益髓，补肾健脑，舒筋活络，治疗骨、髓之病症。同时刮拭绝骨穴也可以了解骨髓的健康状况。至于有无器质性改变，病变的性质和程度应以客观检查确定。

骨、髓之会穴部位

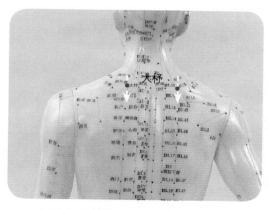

大杼穴具体位置：背部第1胸椎棘突下旁开1.5寸。

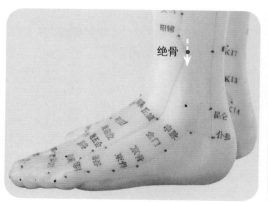

绝骨穴具体位置：下肢外踝高点上3寸，腓骨前缘。

诊测骨、髓健康刮拭方法

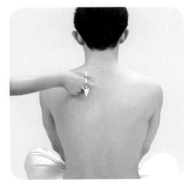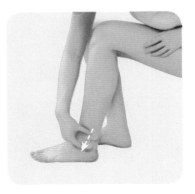

先在大杼穴、绝骨穴涂刮痧油，用推刮法从上向下刮拭。

因为筋会阳陵泉，骨会大杼，髓会绝骨，肢体疼痛时可以刮拭阳陵泉穴、大杼穴、绝骨穴，帮助判断病位在筋、在骨还是在髓。对比3个穴位的痧斑和阳性反应程度，协助判断病情的轻重久暂。至于骨或髓病变的具体部位、轻重程度、性质要结合亚健康的症状以及客观检查来确定。

健康状况分析

☺ 健康 刮拭大杼穴、绝骨穴，无任何不适感觉，没有痧斑，或只有极少量浅色、分散痧斑，无疼痛等阳性反应，提示骨、髓功能良好。精足髓旺，骨骼健壮，生长发育良好。

☹ 亚健康 当大杼穴有痧斑、疼痛感或结节等阳性反应时，即提示骨骼不强健，骨骼失养。当绝骨穴有痧斑、疼痛或其他阳性反应时，即提示髓滋生不旺，或肾气虚、髓海不足。

分析亚健康的轻重程度

有轻度或中度痧斑，或有疼痛感：提示骨或髓功能减弱的亚健康状态，痧斑多少、颜色深浅及疼痛轻重与骨、髓亚健康轻重成正比。

有结节提示病变时间较长，结节越大，时间越长：结节伴疼痛提示目前有症状表现；结节不伴有疼痛，为旧疾，目前没有症状表现。如以上情况出现在大杼穴，则可以判断亚健康或病变与骨骼关系密切，如疼痛感觉为刺痛提示骨骼亚健康或病变时间较长，气血瘀滞比较严重，或有

疾病及生长发育缓慢问题。

出痧的多少：提示引起骨骼亚健康或病变的血液瘀滞严重程度；酸痛而不出痧提示骨骼病变性质为血虚。

以此类推分析绝骨穴出现的痧象和阳性反应，即可了解骨髓的健康状况。

如两穴同有痧斑或阳性反应：提示骨骼的亚健康时间较长，比较严重，应警惕骨骼实质性（器质性）的病理改变。

膝眼穴刮痧测膝关节健康

膝眼穴位于膝关节部位，为膝关节输送气血、津液，可通调膝部经气，利关节，散寒止痛。主治各种原因引起的膝关节痛、腿痛。膝眼穴可以反映膝关节的健康状况。

膝眼穴诊断刮拭方法

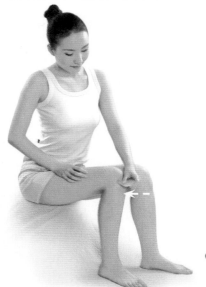

请被刮痧者坐在椅子或床上，屈膝，双脚放在地上。用点按法分别刮拭各膝眼穴。

膝眼穴部位

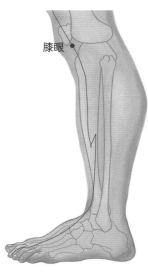

膝眼

屈膝，膝关节伸侧面，髌骨之下髌韧带两侧的凹陷中是膝眼穴，左右两腿共4穴。

健康状况分析

😊 **健康** 点按双膝眼穴，无任何不适感觉，无疼痛等阳性反应，提示膝关节内无积液，关节功能良好。

🙁 **亚健康** 点按膝眼穴有疼痛感，提示膝关节有气血瘀滞、功能减弱、疼痛、炎症、损伤或关节老化。可以刮拭膝关节处鹤顶穴、膝阳关穴加以验证，如均有疼痛等阳性反应，或者有瘀斑，则进一步证实膝关节有病理变化。

分析亚健康的轻重程度

膝眼穴或鹤顶穴、膝阳关穴出现较密集、直径1厘米内的红色、紫红色痧象：提示膝关节气血瘀滞的早期表现，常见于没有疼痛症状或仅有酸沉、乏力症状。

只有轻微疼痛，没有或仅有轻度痧斑：提示膝关节气血不足，程度较轻。疼痛越明显，膝关节亚健康或病变程度越严重。

疼痛的性质可以帮助分析膝关节的病因：酸痛为气虚，胀痛为气滞，刺痛为血瘀。

以上三种情况可以采用刮拭方法治疗。

出现较密集的多个青紫色、直径大于2厘米的痧斑或包块样痧斑，以及明显的刺痛：提示膝关节气血瘀滞较明显，时间较长，为有症状的亚健康状态，平时膝关节疼痛，甚至影响功能活动，应去医院进一步检查。

关节积液：点按膝眼穴，刮痧板下若有浮动感提示关节腔内有积液，关节内炎症明显。不能用刮痧治疗，要去医院诊断治疗。

腰眼穴刮痧测腰部健康

腰眼穴可以反映腰部、泌尿生殖系统的健康状况。腰部或泌尿生殖器官的病症，会有腰痛症状。刮拭腰眼穴，根据痧斑和阳性反应可以及早发现异常，有利于早期防治。

腰眼穴诊断刮拭方法

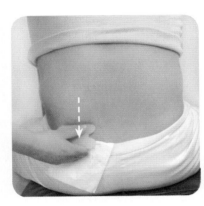
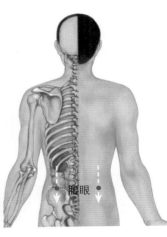

腰眼

请被刮痧者俯卧或骑坐在有靠背的椅子上，先涂刮痧油，用推刮法从上向下缓慢刮拭两侧腰眼穴。

健康状况分析

😊 **健康** 刮拭腰眼穴无任何不适感觉，没有痧斑，或只有极少量浅色、分散痧斑，无疼痛等阳性反应，提示腰部、泌尿生殖系统功能良好。

🙁 **亚健康** 有痧斑，或有疼痛感、结节等阳性反应，提示腰部气血瘀滞，可能有肾虚、腰痛、腰酸症状，或泌尿生殖系统功能亚健康。可以刮拭手背部第3掌骨腰椎区及腰部脊椎验证，均有疼痛、阳性反应则进一步证实腰痛、肾虚、泌尿生殖系统功能减弱。

分析亚健康的轻重程度

腰眼穴只有疼痛感，但不严重，没有或仅有轻度痧斑：提示腰部或泌尿生殖器官气血不足，程度较轻。可以采用刮痧保健方法进行防治。疼痛越明显，腰部或泌尿生殖器官亚健康或病变程度越严重。酸痛为气虚，胀痛为气滞，刺痛为血瘀。

腰眼穴有结节样阳性反应：提示病变时间较长，结节伴有疼痛，提示目前有慢性炎症，有症状表现；结节没有疼痛感，提示为旧疾，目前没有症状表现。

以上两种情况可以采用刮痧治疗，缓解症状。

出现较密集的多个青紫色、直径1~2厘米的痧斑或包块样痧斑，以及疼痛明显的结节：提示腰部软组织或泌尿生殖器官气血瘀滞时间较长，为有症状的亚健康状态，平时有腰酸、腰痛的症状。应去医院进一步检查，确定病变部位。当医院检查明确诊断后，应采取综合治疗。

刮痧测体质

体质类型由先天遗传因素决定，体质特点决定了各脏腑器官的功能状况及一生中好发的疾病，决定了健康的发展趋向。在同样致病因素的作用下，有的人不会发病，有的人则会脏腑功能失调；即使发生疾病，每个人的症状表现也有明显差异，康复速度也不一样，这一切都与体质特点有直接的关系。了解体质特点，可以有针对性地进行调理保健，改善偏颇体内环境，弥补先天体质的不足。如后天调养得当，可以减少疾病的发生，提高生命质量，延年益寿。

不同体质在刮痧过程中出现痧象和阳性反应有一定的规律性。经常刮痧者，可以根据刮痧过程中痧象和阳性反应的好发部位、出痧快慢、痧色深浅、阳性反应的性质来帮助分析判断自身的体质类型。体质特点可反映健康发展的趋向，规律如下：

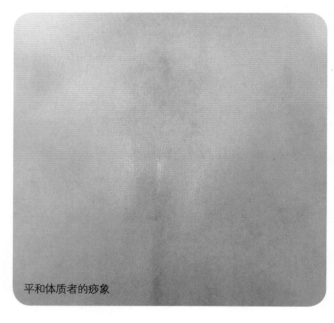

平和体质者的痧象

平和体质

平和体质是健康体质，体态适中，体形匀称健壮，面色红润，精力充沛，脏腑功能强健，头发稠密，睡眠安和，食欲良好，二便正常，对外界环境适应能力较强。

健康发展趋向

平和体质者气血调和，阴阳平衡。性格随和开朗，平素患病较少，偶尔生病康复很快。

刮痧反应

无痧或仅有散在点状浅红色痧粒。无结节，无疼痛，无肌肉僵硬或松弛、痿软等阳性反应。

痧象及阳性反应好发部位

没有规律性。如遇突发疾病，则在与疾病相关经脉处出现鲜红色、光泽度好的痧斑，可有疼痛反应，但痧斑下面无结节等阳性反应。痧消退速度非常快。

阳虚体质

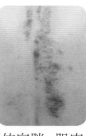

阳虚体质者体内阳气不足，热量低，各器官失于温煦而畏寒。多形体白胖，肌肉松软。脏腑机能低下，新陈代谢减慢，能量不足，性格多沉静、内向。平素畏寒喜暖，手足不温，喜热饮食，口唇色淡，毛发易落，易出汗，大便溏薄，小便清长。

健康发展趋向

阳虚体质者发病多为寒证，抵御寒邪能力差，夏天过得比较舒服，冬天适应能力差；易感湿邪，易患痰饮、肿胀、泄泻、阳痿、脾胃虚寒、血液瘀滞、骨关节疼痛等症。

痧象及阳性反应特点

刮痧时不容易出痧或易出现青紫色痧斑，疼痛性质为酸痛或刺痛，肌肉松懈或有结节样阳性反应。拔罐时易出现水雾、水疱。

痧象及阳性反应好发部位

阳虚体质生命的动力不足，活力减弱，刮痧时心经、脾经、胃经、肾经、膀胱经及心肾、脾胃脊椎对应区和体表投影区，各局部器官的心肾全息穴区经常会有酸痛或刺痛及结节等阳性反应，会出现紫色、青色痧斑。

阴虚体质

阴虚体质者因体内阴液不足，常呈现一系列干燥少津之相。体形瘦长，急躁心烦，手足心热，平素易口燥咽干，鼻微干，口渴喜冷饮，大便干燥,面色午后潮红，有烘热感，两目干涩，视物模糊，唇红微干，皮肤偏干，眩晕耳鸣，睡眠差，小便黄，大便干。

健康发展趋向

阴虚体质者抵御热邪、燥邪能力差，冬季会过得比较舒服，不太容易适应夏季的炎热、秋季的干燥。平素易患有阴亏燥热的病变，或病后易表现为阴亏症状。常有心悸、烦急易怒症状，易生皱纹、黄褐斑或痤疮。

痧象及阳性反应特点

刮痧时容易出痧，但出痧量少，痧色为粉红或鲜红饱满痧粒。有沙砾、结节样阳性反应。

痧象及阳性反应好发部位

阴虚体质体内津液亏少，脏腑组织失于滋润濡养，津血容易瘀滞，刮痧时心经、肾经、膀胱经及心、肾脊椎对应区和体表投影区，各局部器官的心肾全息穴区容易出现少量淡红色或鲜红色的饱满痧粒和阳性反应。

气虚体质

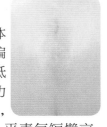

气虚体质者体形偏胖，气息低弱，脏腑功能状态低下，肌肉松懈。平素气短懒言，语言低怯，精神不振，肢体容易疲乏，易出汗，面色萎黄或淡白，目光少神，口淡，唇色少华，毛发欠光泽，头晕，健忘。大便正常或虽便秘但不干硬，或大便不成形，便后仍觉未尽。小便正常或偏多。

健康发展趋向

气虚体质平素体虚，抗病能力弱，抵御寒、风、暑邪能力弱。易感冒或病后易迁延不愈，易患内脏下垂、虚劳等病。

痧象及阳性反应特点

刮痧时出痧少、色浅淡，出痧速度慢。疼痛程度轻，性质多为酸痛，可以有肌肉松软和较软的沙砾、结节等阳性反应物。拔罐时易出现水雾。

痧象及阳性反应好发部位

气虚体质元气不足，脏腑器官机能减退，在肺脾两脏表现尤为明显，常在肺经、大肠经、脾经、胃经循行部位，肺脏、脾胃的体表投影区，脊椎对应区及各局部器官肺、脾胃的全息穴区出现少量浅色痧斑。

痰湿体质

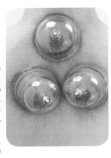

痰湿体质者多体形肥胖，肌肉松弛，腹部肥满松软，面部皮肤油脂较多，面色黄而黯，眼泡微浮，多汗且黏，胸闷，痰多，身重不爽，容易困倦，喜食肥甘，大便正常或偏稀，小便不多或微混，口黏腻或甜。

健康发展趋向

痰湿体质者对梅雨季节及潮湿环境适应能力差，易患湿证、眩晕、肥胖、气管炎、哮喘、糖尿病、心脑血管疾病。

痧象及阳性反应特点

刮痧时不易出痧，易出现酸痛及沙砾、结节样阳性反应。拔罐后罐体内多水雾，皮肤易出水疱。

痧象及阳性反应好发部位

痰湿体质阳气不足，水湿内停，刮痧时肺经、脾经及肺脾脊椎对应区和体表投影区经常会有酸痛及沙砾、结节样阳性反应，下腹部经穴和盆腔内脏腑器官体表投影区经常会有酸痛、沙砾以及拔罐出现水雾和水疱。

湿热体质

湿热体质的人头发、皮肤特别油腻且有污垢；眼睛分泌物多；非常爱出汗，皮肤总是黏糊糊的；有口臭、脚臭等浓重体味；体胖，懒于运动；劳累后容易出现口苦，食欲不振；经常会腹胀、腹泻，大便黏腻不爽、易粘马桶，还有排便不尽的感觉；小便黄赤、气味大。

健康发展趋向

年轻人出现皮肤感染，如面部和背部经常出现反复发作的痤疮。中年时期饮食不洁或过食生冷，湿热蕴于中焦，就会出现腹胀、腹泻；加上情绪郁闷不舒，精神压力大，肝失疏泄，易患胆囊炎、胆结石，甚至出现黄疸等症。平日肾气不足或久坐、居处潮湿，湿热侵犯下焦，易患尿频、尿急、尿痛、白带增多、盆腔炎等病症。体形偏肥胖，还很可能患上糖尿病、高脂血症、高血压等症。

痧象及阳性反应特点

刮痧时，容易出痧，且痧量多，痧色鲜红或暗红，伴有明显的疼痛、沙砾、结节样等阳性反应。最关键的是如果拔罐，罐体内会有水雾或水珠，甚至皮肤会出现水疱，严重者水疱内有黄色的液体。

痧象及阳性反应好发部位

在刮拭的时候，肝胆、脾胃脊椎对应区和体表投影区，较易有痛点，也会快速出现痧斑。

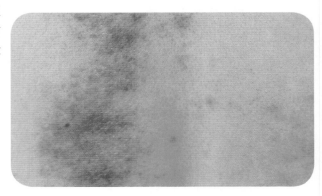

血瘀体质

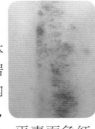

血瘀体质者瘦人居多，性格内向，易心烦，急躁，健忘。平素面色红暗或晦暗，易色素沉着，出现瘀斑，易患疼痛症，唇舌紫暗有瘀点，眼眶黯黑，发易脱落，肌肤干燥，女性多见痛经、闭经或经色紫黑有块。

健康发展趋向

血瘀体质者抵御风邪、寒邪能力差。年轻时无明显不适症，中老年后易患出血、肿瘤、月经不调、黄褐斑、高血脂、糖尿病、心脑血管病等疾病。

痧象及阳性反应特点

出痧速度快，痧色紫红或青紫、青黑色。疼痛性质多为刺痛，易出现结节样阳性反应。

痧象及阳性反应好发部位

血瘀体质血液黏稠，动力不足，流动缓慢易瘀滞，刮痧时心经、肾经、膀胱经及心肾脊椎对应区和体表投影区，各局部器官的心肾全息穴区容易快速出痧或有疼痛、结节等阳性反应。一般痧色暗红、量多。

气郁体质

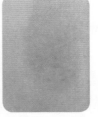

气郁体质者一般面色暗黄，忧郁脆弱，敏感多疑。神情多烦闷不乐或急躁易怒。胸胁胀满，或走串疼痛，多伴有喜叹息或嗳气呃逆，或咽间有异物感，乳房胀痛，睡眠较差，食欲减退，心悸，健忘，痰多，大便偏干，小便正常。

健康发展趋向

气郁体质者易患郁证、失眠、慢性咽炎、惊恐、黄褐斑、肝胆失调、胃肠功能失调、月经不调等病症。对精神刺激适应能力较差。

痧象及阳性反应特点

刮痧时出痧量不多，痧色浅。疼痛性质多为胀痛，有气泡感、沙砾、结节等阳性反应。

痧象及阳性反应好发部位

气郁体质气机阻滞，运行不畅。肝经、胆经循行部位，肝胆脊椎对应区，脏腑器官体表投影区及各局部器官的肝胆全息穴区，乳腺及生殖器官脊椎对应区和体表投影区会经常有胀痛的感觉。除此之外，身体其他部位经常会出现胀满疼痛、串痛，部位变化不定。刮拭这些部位也会有以胀痛为主的阳性反应。

特禀体质

特禀体质的人，典型表现就是易对花粉、尘螨、阳光及某些特殊食物过敏。过敏的时候，皮肤会出现风团、丘疹、红斑、瘙痒，抓过后会留下划痕，严重的可能还会患过敏性鼻炎、哮喘、腹痛、腹泻等症。

健康发展趋向

特禀体质的人身体特征没有规律性，但是每一个个体发病时，却有一定的规律性。比如阴虚内热的人就容易患皮肤荨麻疹、过敏性哮喘，脾胃虚寒的人就容易患皮肤湿疹、过敏性鼻炎，血虚、血瘀的人容易患过敏性紫癜等。有些特禀体质的人接触过敏原后，会骤然发病，轻者皮肤红肿瘙痒，重者呼吸困难，危及生命。

特禀体质者没有明显的痧象及阳性反应特点。

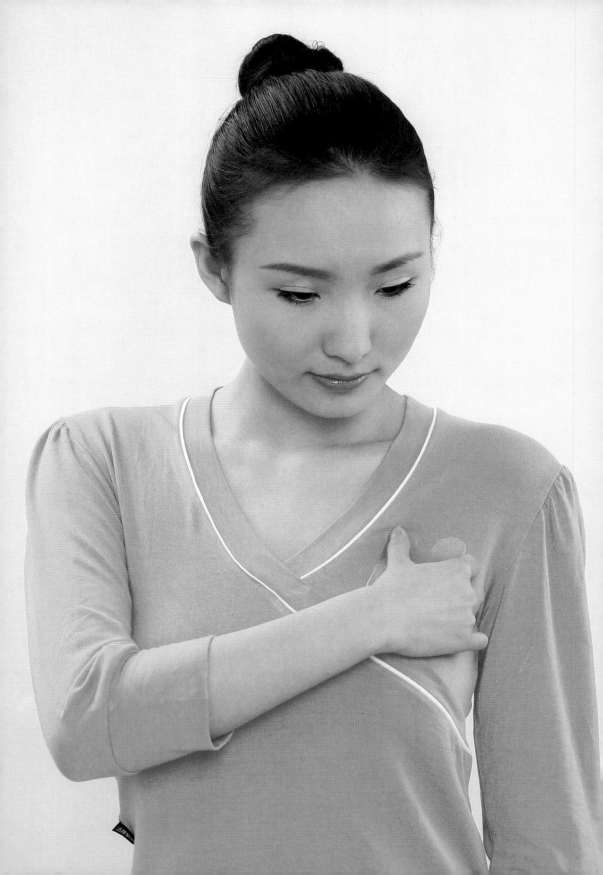

第四章

10分钟刮痧
自诊常见病症

我们所知的病症名称多是以现代医学的疾病分类诊断命名的。但是当应用中医技法时，必须要分清该病症的寒热虚实性质。因为中医治疗是针对病症的寒热虚实选择技法和确定补泻原则的。

刮痧独特的诊断作用可以诊测病症的虚实性质，指导我们选择刮痧的补泻手法，掌控刮拭的程度；还能区别病因是血脉瘀滞，还是气、血虚、气机不畅，判断病情的轻重程度，以及健康状况发展的趋向。

本章将介绍用刮拭方法自测各种常见病虚实性质的方法。读者还可以参阅后面刮痧超前诊测健康状况的规律对每种病症进行寒热性质、轻重程度和发展趋向的诊测，以便采取综合治疗手段，配合适宜的其他疗法，防止疾病的进一步发展。

1. 糖尿病

自诊方法：用涂刮痧油法，刮拭以下部位时疼痛，经常有紫红色痧斑出现，警惕血糖偏高，应及时、定期进行检查。糖尿病患者刮拭时若出现深紫色密集痧斑及刺痛，提示为气滞血瘀的实证；当出痧甚少、酸痛时为气血不足的虚证，须用补法刮拭。

刮拭部位

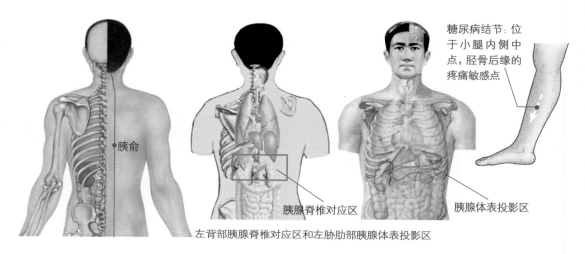

胰俞

糖尿病结节：位于小腿内侧中点，胫骨后缘的疼痛敏感点

胰腺脊椎对应区

胰腺体表投影区

左背部胰腺脊椎对应区和左胁肋部胰腺体表投影区

刮拭方法

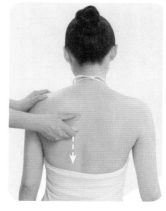

1 用面刮法刮拭背部胰俞穴。

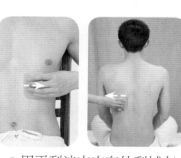

2 用平刮法由内向外刮拭左胁肋部胰腺体表投影区和左背部胰腺体表投影区。

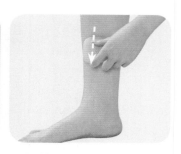

3 用推刮法刮拭下肢内侧糖尿病结节。

治疗方法

　　实证型用涂刮痧油法，刮拭胰腺体表投影区，脊椎胰腺对应区，胰俞穴、肺俞穴、脾俞穴至肾俞穴，阳纲穴至意舍穴，每周刮拭 1 次；虚证型用不涂刮痧油法，刮拭腹部中脘穴至气海穴、阳池穴、足三里穴、三阴交穴，下肢内侧糖尿病结节，每天刮拭 1 次。

2. 高血压

自诊方法：用涂刮痧油法，自测高血压症的虚实性质，刮拭以下部位有胀痛或刺痛，或有明显的紫红色痧斑，提示血液瘀滞，多为实证型高血压，或有血压升高趋向，背部用涂刮痧油法每周刮拭一次；如刮拭时出痧甚少，有酸痛感多为虚证型高血压，宜用不涂刮痧油法和补法刮拭，每次刮拭时间不超过 20 分钟。

刮拭部位

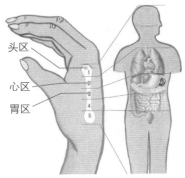
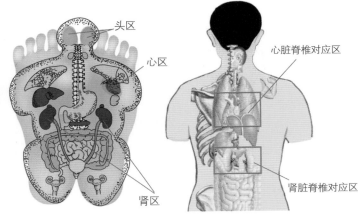

头区
心区
胃区

头区
心区
肾区

心脏脊椎对应区
肾脏脊椎对应区

刮拭方法

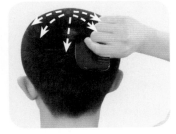

1 以面刮法从百会穴呈放射状向四周刮拭全头，重点刮拭百会穴至风府穴，头临泣穴至风池穴。

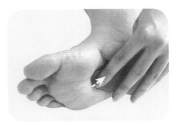

3 依次刮拭足底头区、心区、肾区。

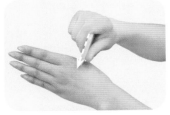

5 用垂直按揉法刮拭手部第 2 掌骨桡侧头区、心区、胃区。

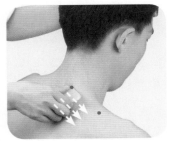

2 用面刮法刮拭颈部血压点、肩部肩井穴。

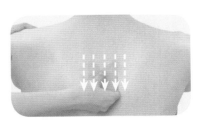

4 用面刮法和双角刮法自上而下依次刮拭心脏脊椎对应区、肾脏脊椎对应区，重点刮拭大椎穴、肺俞穴至心俞穴。

治疗方法

　　实证型从百会穴向四周放射性刮拭，或用涂刮痧油法刮拭肩井穴、颈部血压点、风池穴、天柱穴、颈椎头颈部对应区，能迅速降压，缓解高血压引起的不适症状。

3. 高脂血症

自诊方法：按照下面的方法，刮拭时经常有紫红色密集痧斑，并有疼痛，提示血液黏稠，流动缓慢，应高度警惕血脂代谢异常。已经确诊的高脂血症患者，刮拭若出现密集痧斑或明显的疼痛、结节状阳性反应，提示为实证；青紫色痧斑为寒证，可配合拔罐、艾灸疗法；若出痧甚少，经穴以酸痛为主，多为虚证，用补法治疗。

刮拭部位

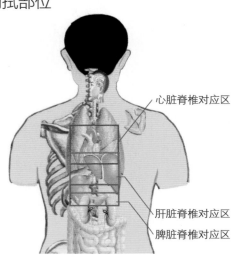

心脏脊椎对应区

肝脏脊椎对应区
脾脏脊椎对应区

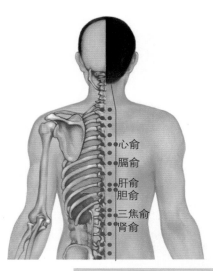

心俞
膈俞
肝俞
胆俞
三焦俞
肾俞

刮拭方法

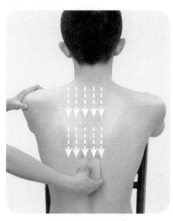

1 用面刮法和双角刮法从上向下刮拭心脏、肝胆脊椎对应区。

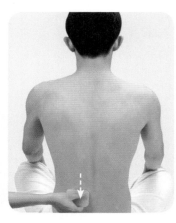

2 用面刮法从上向下刮拭背部夹脊穴，膀胱经心俞穴、膈俞穴、肝俞穴、胆俞穴、三焦俞穴、肾俞穴。

治疗方法

虚证型、寒证型用不涂刮痧油法，每天刮拭左胸部心脏体表投影区，右胸胁部肝脏体表投影区，膻中穴至中庭穴，郄门穴至内关穴、曲池穴、血海穴、足三里穴、丰隆穴、公孙穴，足底心区、肝区、脾区，每次 10~15 分钟；实证型用涂刮痧油法，刮拭心脏、肝胆脊椎对应区，背部夹脊穴，膀胱经心俞穴、膈俞穴、肝俞穴、胆俞穴、三焦俞穴、肾俞穴，每周 1 次。

4. 冠心病

自诊方法：有冠心病家族史，或自觉心悸气短，偶有心前区疼痛，未确诊冠心病的患者，可以用以下刮痧诊断的方法自测心脏健康状况。刮拭以下部位，若有明显的紫红色痧斑，痧象不顺直，两侧痧象不对称，或肌肉紧张、僵硬，心俞穴、膈俞穴痧象密集，有较重的疼痛感、明显的结节，以及第2掌骨心脏区有刺痛感，均提示冠心病为气滞血瘀的实证，或心脏气血瘀滞程度较重，警惕冠心病；若出痧甚少而酸痛，则为气血不足的虚证，应用补法刮拭。

刮拭部位

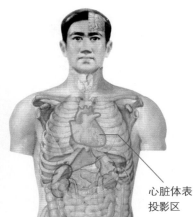
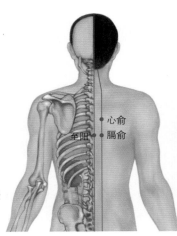

心俞
至阳
膈俞

心脏体表投影区

治疗方法

实证型可以用涂刮痧油法，刮拭胸背部穴区，每周1次。虚证型患者刮拭头部额旁1带，额旁2带；第2掌骨桡侧心区；郄门穴至间使穴、内关穴、太溪穴，每天刮拭1次，每次5~10分钟，可活血化瘀，增强心脏功能，改善心脏供血。

刮拭方法

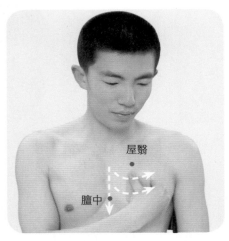

屋翳

膻中

1 用单角刮法从上向下刮拭胸部正中，用平刮法从内向外刮拭心脏体表投影区，重点刮拭屋翳穴、膻中穴。

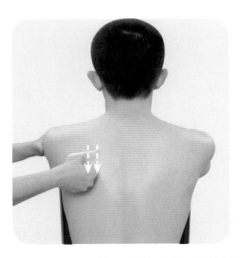

2 用面刮法和双角刮法从上向下刮拭心脏脊椎对应区，重点刮拭心俞穴、膈俞穴、至阳穴。

5. 心绞痛

自诊方法：采用涂刮痧油法，刮拭下列部位，常有密集的深色痧斑、刺痛或结节，均提示心脏气血瘀滞程度较重，为气滞血瘀的实证。若已有心绞痛发作史，但刮拭时出痧甚少，或有结节、酸痛感，心绞痛多为气血不足的虚证，宜用补法刮拭。

刮拭部位

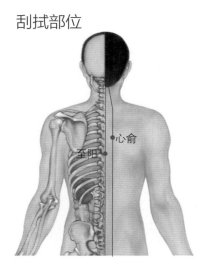
至阳　心俞

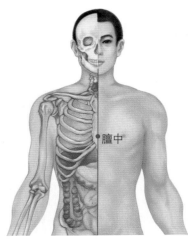
膻中

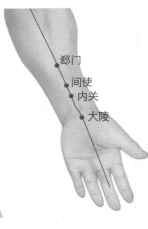
郄门　间使　内关　大陵

刮拭方法

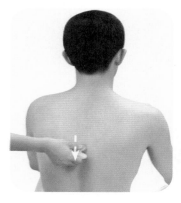

1 用面刮法刮拭背部至阳穴、心俞穴。

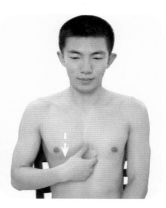

2 用面刮法刮拭膻中穴。

3 用面刮法从上向下刮拭双侧上肢心包经郄门穴、间使穴、内关穴、大陵穴。

治疗方法

虚证型用不涂刮痧油的补法刮拭膻中穴、郄门穴、间使穴、内关穴、大陵穴；第 2 掌骨桡侧心区、手掌心区，每天 1 次。实证型用涂刮痧油法，刮拭至阳穴、心俞穴、神堂穴，每周 1 次，可调理心脏气血，有理气宽胸的功效，能有效缓解心绞痛。

6. 感冒

自诊方法：用涂刮痧油法，刮拭以下部位2~3次，出痧较少或不出痧，多为气血不足的风寒感冒；若出痧较多，多已转为风热感冒；若有密集的深色痧斑、疼痛，加用肺俞穴、三焦俞穴、中脘穴拔罐，罐体内出现水雾或水珠，多为暑湿感冒。

刮拭部位

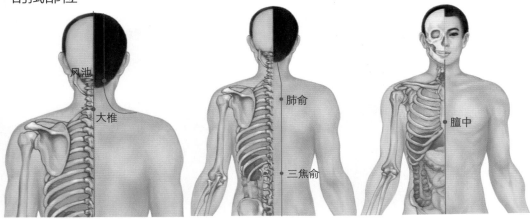

风池
大椎
肺俞
三焦俞
膻中

刮拭方法

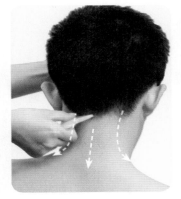

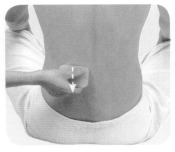

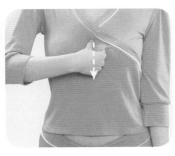

1 用面刮法刮拭风池穴、大椎穴。

2 用面刮法刮拭肺俞穴、三焦俞穴。

3 用单角刮法刮拭膻中穴。

治疗方法

风寒感冒： 用涂刮痧油法，刮拭风池穴、大椎穴、肺俞穴、中府穴、少商穴、足三里穴。

风热感冒： 用涂刮痧油法，刮拭风池穴、大椎穴、曲池穴、尺泽穴、外关穴、合谷穴。

暑湿感冒： 用涂刮痧油法，刮拭肺俞穴、三焦俞穴、膻中穴、中脘穴、孔最穴、支沟穴、合谷穴，症状较重者，可在腹部和背部穴位上加用拔罐疗法。

7. 哮喘

自诊方法：按照下面的方法，若被刮拭部位出现紫红色的痧斑，痧象不顺直，有较重的疼痛感、结节，提示哮喘为气血瘀滞的实证；若出痧甚少，为气血不足的虚证，应用补法刮拭，可配合按摩、艾灸疗法调补肺肾之气。

刮拭部位

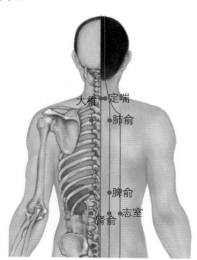
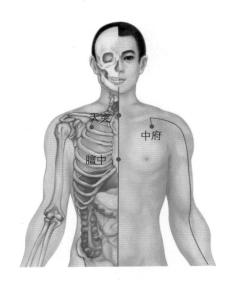

大椎　定喘　肺俞　脾俞　志室　肾俞　天突　中府　膻中

刮拭方法

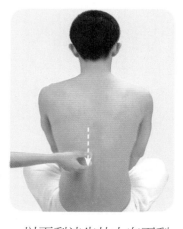

1 以面刮法先从上向下刮拭颈部大椎穴、定喘穴及肺俞穴、脾俞穴，再刮拭志室穴、肾俞穴。

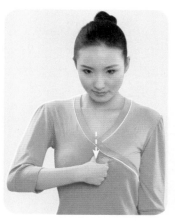

2 用单角刮法从上向下刮拭天突穴、膻中穴、中府穴。

治疗方法

实证型用涂刮痧油法，刮拭大椎穴、定喘穴、肺俞穴、脾俞穴，每周1次；虚证型用不涂刮痧油法，刮拭志室穴、肾俞穴、天突穴、膻中穴、中府穴、尺泽穴、太渊穴、曲池穴、列缺穴、曲泽穴、内关穴，每天1次，可调补肺气，止咳平喘。

8. 头痛

自诊方法：按照下面的方法，多次刮拭头部穴位均有刺痛感，颈部有明显疼痛和结节等阳性反应，提示头部经脉气血有瘀滞，侧头部有阳性反应为胆经气血瘀滞，头顶及后头部有阳性反应为膀胱经气血瘀滞；刮拭以上部位，无明显的疼痛与阳性反应，为气血不足的虚证，应以补法刮拭。头痛不减轻，应及时、定期进行检查，明确头痛有无器质性病变。

刮拭部位

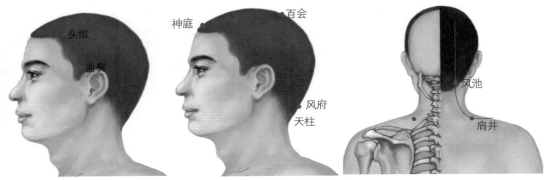

刮拭方法

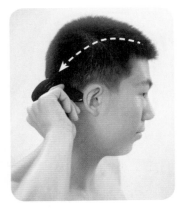

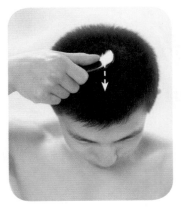

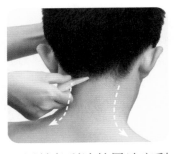

1 刮拭侧头部，寻找并重点刮拭有疼痛和结节等阳性反应的区域。将刮痧梳竖放在发际头维穴至耳上处，从前向后刮至侧头部下面发际边缘处。重点刮拭曲鬓穴、头维穴。

2 刮拭头顶部，寻找并重点刮拭有疼痛和结节等阳性反应的区域。从百会穴开始向前刮至前发际处，再从百会穴向下刮至后发际处。重点刮拭神庭穴、风府穴、天柱穴。

3 用单角刮法从风池穴刮至颈根部，用面刮法从内向外刮拭肩部肩井穴。

治疗方法

气血瘀滞型重点刮拭疼痛和阳性反应部位，每天刮拭 1 次。

9. 胃炎

自诊方法：用涂刮痧油法，刮拭下面的部位，经常有明显的紫红色痧斑，有较重的疼痛感、结节，脊椎痧象不顺直，两侧肌肉张力不对称，均提示脾胃功能失调，性质为气滞血瘀的实证。观察出痧和阳性反应的部位在肝胆还是脾胃，可以判断引起胃炎的脏腑。若出痧甚少，为酸痛，是气血不足的虚寒证，应用补法刮拭，可配合按摩、艾灸疗法疏肝健脾养胃。

刮拭部位

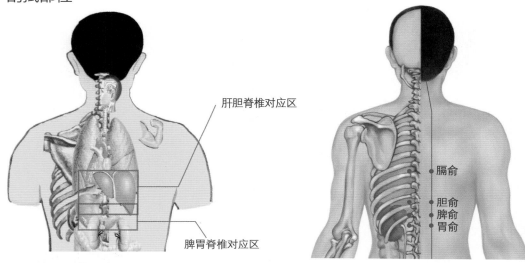

肝胆脊椎对应区

脾胃脊椎对应区

膈俞
胆俞
脾俞
胃俞

刮拭方法

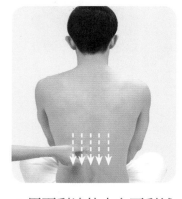

1 用面刮法从上向下刮拭背部脾胃脊椎对应区，背部肝胆脊椎对应区。重点刮拭膈俞穴、胆俞穴、脾俞穴、胃俞穴。

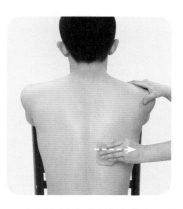

2 用平刮法分别从背部正中向两侧刮拭左背部脾胃体表投影区，右背部肝胆体表投影区。

治疗方法

实证型背部用涂刮痧油法，每周刮拭 1 次；虚寒型用不涂刮痧油法，刮拭内关穴、足三里穴、三阴交穴、公孙穴、太冲穴，每天 1 次，每次 5~10 分钟，可强健脾胃，有效改善胃炎症状。

10. 胃痉挛

自诊方法：用涂刮痧油法，刮拭背部穴位，经常有明显的紫红色痧斑，有较重的疼痛感、结节，耳部胃区、第2掌骨桡侧胃区均有明显压痛，胃痉挛的性质为气滞血瘀的实证；若刮拭下肢足三里穴，出现青紫色痧斑，为脾胃虚寒、气滞血瘀引起的胃痉挛；若出痧甚少，刮拭部位为酸痛，提示是气血不足的虚寒证，应用补法刮拭，配合艾灸疗法。

刮拭部位

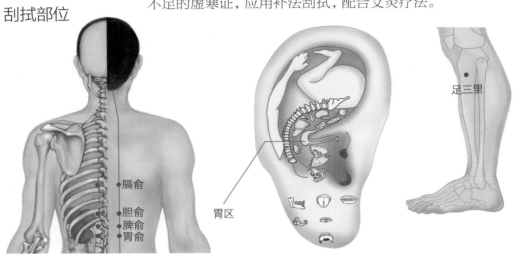

膈俞
胆俞
脾俞
胃俞

胃区

足三里

刮拭方法

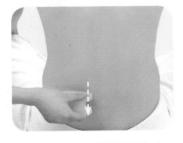

1 用面刮法刮拭膈俞穴、胆俞穴、脾俞穴、胃俞穴。

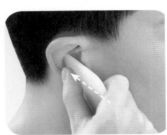

2 用垂直按揉法按揉耳部胃区、第2掌骨桡侧胃区。

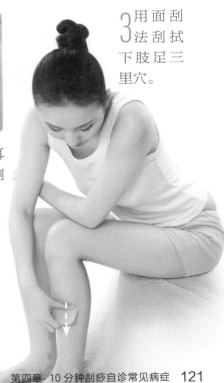

3 用面刮法刮拭下肢足三里穴。

治疗方法

胃痉挛时，用刮痧板角部垂直按揉耳部胃区和第2掌骨桡侧胃区各3~5分钟可以快速缓解胃痉挛。实证型用涂刮痧油法，刮拭膈俞穴、胆俞穴、脾俞穴、胃俞穴，每周1次。虚证型、寒证型可用不涂刮痧油法，刮拭内关穴、梁丘穴、足三里穴，每天1次。

11. 胆囊炎、胆石症

自诊方法：用涂刮痧油法，刮拭肝俞穴、胆俞穴、胆囊穴，经常有明显的紫红色痧斑，有较重的疼痛感、结节，提示为肝胆气滞血瘀的实证；若出痧甚少，为酸痛，是气血不足的虚寒证，应用补法刮拭，可配合按摩、艾灸疗法疏肝利胆。

刮拭部位

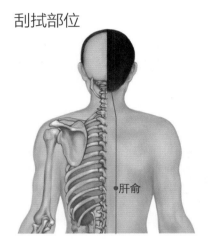

肝俞

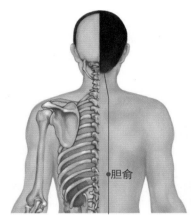

胆俞

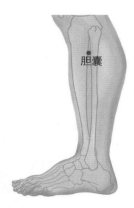

胆囊

刮拭方法

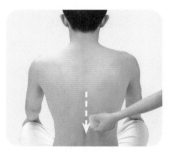

1 用面刮法刮拭肝俞穴。

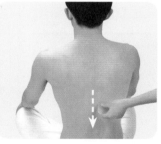

2 用面刮法刮拭胆俞穴。

3 用平面按揉法按揉胆囊穴。

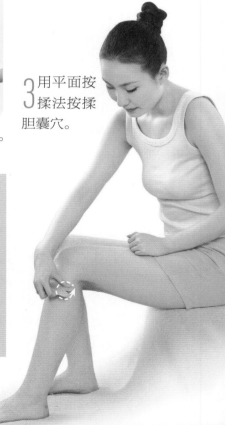

治疗方法

实证型用涂刮痧油法，刮拭日月穴、期门穴、章门穴、肝俞穴、胆俞穴、胃俞穴、上脘穴、中脘穴，每周刮拭 1 次，每次 15~20 分钟；虚寒证型用不涂刮痧油法，刮拭右背部和右胁肋部肝胆体表投影区、额部额旁 2 带、头顶额顶带中 1/3 段、阳陵泉穴、胆囊穴、足三里穴、丘墟穴、太冲穴，每日 1 次，每次 5~10 分钟，可缓解由胆囊炎、胆石症引起的疼痛和腹部胀满等症状。

12. 泌尿系统感染

自诊方法：刮拭以下部位后，经常有明显的紫红色痧斑，有较重的疼痛感、结节，提示为下焦有湿热的实证，可配合拔罐疗法；若出痧甚少而酸痛，则为肾气不足的虚证，应用补法刮拭，配合按摩疗法。

刮拭部位

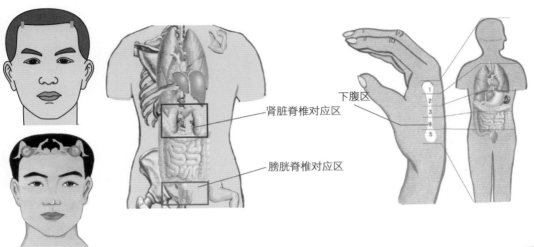

肾脏脊椎对应区

膀胱脊椎对应区

下腹区

刮拭方法

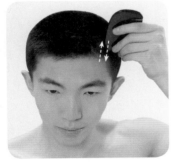

1 用厉刮法刮拭额旁3带。

2 用垂直按揉法按揉第2掌骨桡侧的下腹穴区。

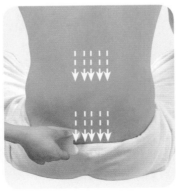

3 用面刮法和双角刮法从上向下刮拭背部肾脏、膀胱脊椎对应区。

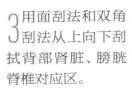

治疗方法

急性泌尿系统感染，实证型可刮拭额旁3带、第2掌骨桡侧的下腹穴区，用涂刮痧油法刮拭筑宾穴、太溪穴、水泉穴、会宗穴，每天1次；虚证型及恢复期可用不涂刮痧油法，刮拭气海穴、中极穴、水道穴、归来穴、筑宾穴、太溪穴、水泉穴、会宗穴，每天1次，每次5~10分钟，可有效改善尿频、尿急、尿痛和腰痛等症状。

13. 颈椎病

自诊方法：按照下面的方法，如有沙砾、结节、疼痛，提示颈部已有早期病变，疼痛、结节越明显，颈部病变时间越长；对照手背全息图，比照疼痛、沙砾出现的部位，有助于判断颈部早期病变的位置。刮拭背部经穴，若有密集痧斑或结节、刺痛、肌肉紧张僵硬、两侧肌肉张力不对称，为气血瘀滞的实证，警惕颈椎病变，痧斑及疼痛的部位就是颈部肌肉劳损或颈椎病变的部位；若颈痛症状明显，刮痧却出痧甚少，刮拭有刺痛或酸痛，多病在筋、在骨，为气血不足的虚证，用补法刮拭腰部，可刮拭或拍打膝窝经穴。

刮拭部位

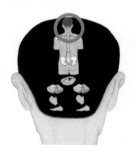
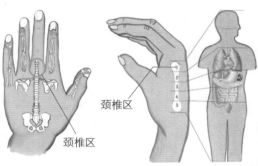

颈椎区

颈椎区

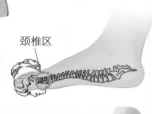

颈椎区

刮拭方法

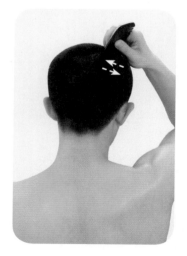

1 用厉刮法刮拭头部顶枕带上 1/3 段、顶颞后斜带。

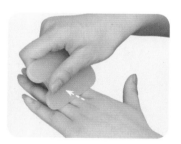

2 在手背颈椎区先涂刮痧油，再用推刮法缓慢刮拭。

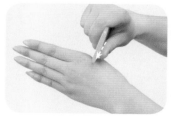

3 用垂直按揉法按揉第 2 掌骨桡侧颈椎区，寻找痛点，重点按揉。

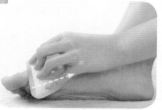

4 在足弓处涂刮痧油，用推刮法刮拭足内侧大拇指后的颈椎区。

治疗方法

采用自诊刮拭方法 1~4，加刮阳陵泉穴、悬钟穴、中渚穴、外关穴，每天交替刮拭 1 次，每次 10~15 分钟；实证型用涂刮痧油法，刮拭风府穴至身柱穴、天柱穴至大杼穴、天宗穴、风池穴、肩井穴，每周 1 次，可以缓解颈部疼痛的症状。

14. 肩周炎

自诊方法：按照下面的方法，刮拭有明显的痛点，经常出现痧斑或大小不一的结节以及肌肉紧张僵硬等现象，提示肩周炎为气血瘀滞的实证，可配合拔罐、放血疗法；疼痛明显，刮痧出痧甚少，有刺痛或酸痛，多为气血不足的虚证，用补法刮拭，可配合按摩、艾灸疗法。若多次刮拭症状不缓解者，属冻结肩，或警惕内分泌系统疾患，不可急于求成。

刮拭部位

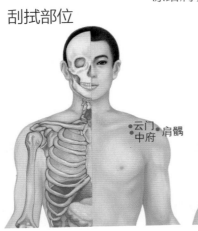
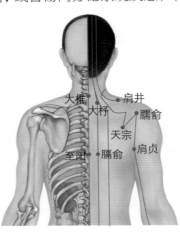
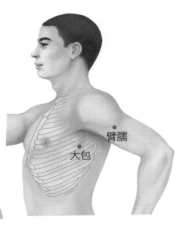

刮拭方法

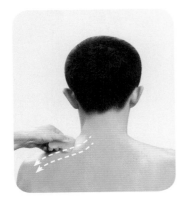
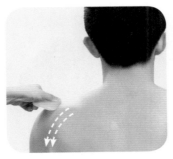
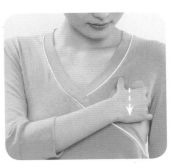

1 用面刮法从内向外刮拭肩井穴，并滑向肩髃穴下；用单角刮法从上向下刮拭患侧臑俞穴至肩贞穴；用面刮法从上向下分段刮拭背部督脉大椎穴至至阳穴，膀胱经患侧大杼穴至膈俞穴，小肠经天宗穴。

2 用面刮法从肩髃穴向下刮拭至三角肌根部臂臑穴，并分别从肩贞穴、云门穴刮至臂臑穴；用面刮法刮拭腋下大包穴。

3 用单角刮法从上向下刮拭患侧云门穴至中府穴。

治疗方法

实证型用涂刮痧油法刮拭，每周 1 次；虚证型用不涂刮痧油法刮拭，每天 1 次，加刮顶颞后斜带、顶颞前斜带中 1/3 段、曲池穴、外关穴、中渚穴、条口穴，每天 1 次，每次 10~20 分钟，可疏通肩部的气血瘀滞，改善肩周炎症状。

15. 风湿性关节炎

自诊方法：按照下面的方法，刮拭有明显疼痛或沙砾，出现紫红色密集痧斑，有刺痛感、结节，提示为因风寒湿邪致气血瘀滞的实证，可配合拔罐疗法；若出痧甚少，刮拭以胀痛、酸痛为主，为气血不足的虚证，可配合按摩、艾灸疗法。

刮拭部位

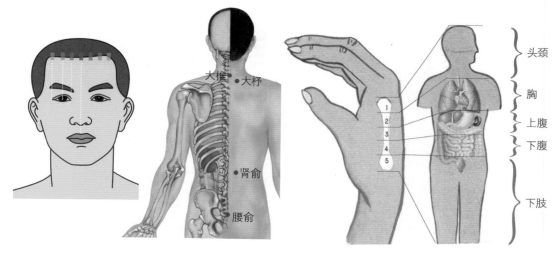

大椎 ·大杼
肾俞
腰俞

头颈
胸
上腹
下腹
下肢

刮拭方法

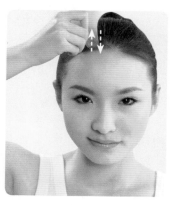

1 用面刮法刮拭大椎穴至腰俞穴，双侧大杼穴至肾俞穴。

2 用厉刮法刮拭头部额顶带前 1/3 段、后 1/3 段，顶颞前斜带和顶颞后斜带，寻找疼痛敏感点并重点刮拭。

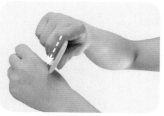

3 用垂直按揉法按揉手部第 2 掌骨桡侧下肢区。

治疗方法

虚证型用不涂刮痧油法，按照刮拭方法 1~2，加刮关元穴、足三里穴、发病关节局部，每日或隔日 1 次。
注意：若关节疼痛者，局部宜用补刮法，红肿者局部禁刮，在关节周围轻刮。实证型者用涂刮痧油法，刮拭上述部位，每周 1 次。

16. 膝关节痛

自诊方法：点按膝眼有浮动感，提示关节腔有积液，局部不可刮拭；如按照下面的方法刮拭，有明显的疼痛、紫红或青紫色痧斑，提示膝关节痛是风寒湿邪或劳损致气血瘀滞的实证，可配合拔罐疗法；若疼痛明显，刮痧却出痧甚少，有刺痛或酸痛，多为气血不足的肾虚证，用补法刮拭，可配合按摩、艾灸疗法。

刮拭部位

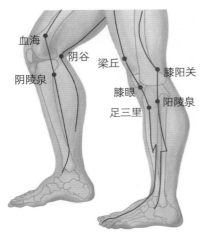

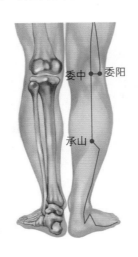

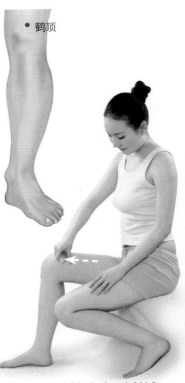

刮拭方法

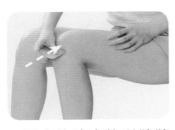

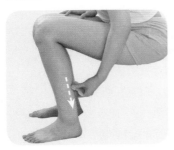

1 用点按法点按双膝膝眼穴，并用面刮法从鹤顶穴上方向膝下方滑动刮拭。

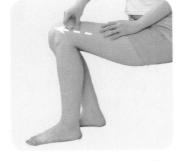

2 用面刮法从上向下刮拭膝关节外上方梁丘穴，再刮拭关节外下侧足三里穴，刮膝阳关穴至阳陵泉穴。

4 用面刮法从上向下刮拭下肢后侧委阳穴、委中穴、阴谷穴、承山穴。

3 用面刮法从上向下刮拭膝关节内侧血海穴、阴陵泉穴。

治疗方法

实证型用涂刮痧油法刮拭，每周 1 次；虚证型用不涂刮痧油法刮拭，每天 1 次，可祛风散寒，活血通络，健骨强筋，治疗膝关节痛。

17. 视力减退、眼干涩

自诊方法：采用方法1和3，经穴有明显刺痛，警惕视力减退。用方法2和4，若出现密集紫红色的痧斑，有刺痛感，提示视力减退、眼干涩的原因为气滞血瘀的实证；若出痧甚少，有明显的结节，酸痛，提示为肝血不足、肝肾阴虚的虚证。

刮拭部位

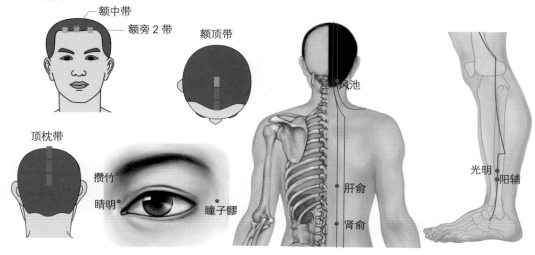

额中带
额旁2带
额顶带
顶枕带
风池
攒竹
睛明
瞳子髎
肝俞
肾俞
光明
阳辅

刮拭方法

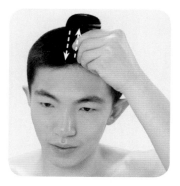

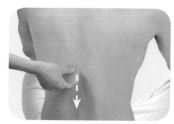

2 用单角刮法刮拭后头部风池穴，用面刮法从上向下刮拭背部肝俞穴、肾俞穴。

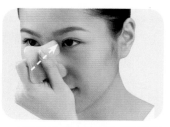

3 用垂直按揉法按揉睛明穴，用平面按揉法按揉面部攒竹穴、瞳子髎穴。

1 用厉刮法依次刮拭额中带、额旁2带、额顶带后1/3段、顶枕带下1/3段。

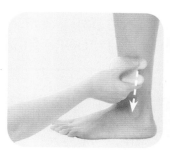

4 用面刮法刮拭下肢外侧光明穴、阳辅穴。

治疗方法

采用自诊刮拭方法1和3，每天刮拭1~2次，每次3~5分钟。实证型用涂刮痧油法，刮拭颈椎眼部对应区、风池穴、肝俞穴、肾俞穴、光明穴、阳辅穴，每周1次；虚证型上述部位可用不涂刮痧油法刮拭，每天1次。

18. 鼻窦炎

自诊方法：用涂刮痧油法刮拭下面的部位，若有痧出现，或有较重的疼痛感、结节，鼻窦炎多为气血瘀滞型的热证、实证。若局部有酸痛，不易出痧，多为气血不足的虚证。

刮拭部位

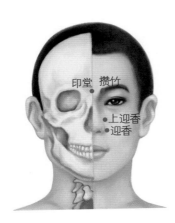
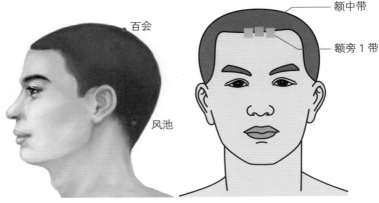

印堂　攒竹　上迎香　迎香　百会　风池　额中带　额旁1带

刮拭方法

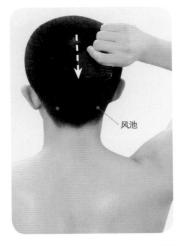

风池

1 用平面按揉法按揉面部印堂穴、上迎香穴、迎香穴，用平刮法刮拭攒竹穴，并用单角刮法刮拭头顶百会穴和后头部双侧风池穴。

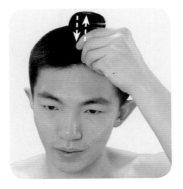

2 以厉刮法刮拭头部额中带，双侧额旁1带。

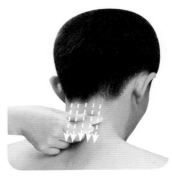

3 以面刮法和双角刮法刮拭颈椎鼻部对应区，即颈椎第2~5节区域的督脉和膀胱经。

治疗方法

采用自诊刮拭方法 1~3，每天刮拭 1~2 次。虚证型每天用不涂刮痧油法，刮拭阴陵泉穴、三阴交穴、列缺穴、太渊穴、合谷穴各 1 次；实证型者用涂刮痧油法，加刮肺俞穴、胆俞穴、脾俞穴，每周 1 次，可以缓解和治疗鼻部疾患。

19. 耳鸣

自诊方法：按照下面的方法，用涂刮痧油法，若有密集的痧斑、刺痛、耳鸣为气血瘀滞的实证；若出痧甚少，仅有酸痛或沙砾、结节为气血不足的肾虚证。

刮拭部位

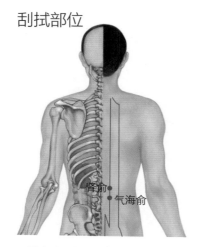
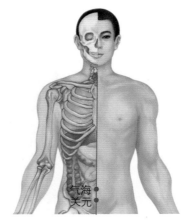
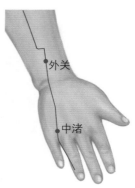

肾俞　气海俞　气海　关元　外关　中渚

刮拭方法

1 用面刮法刮拭背部膀胱经上的肾俞穴至气海俞穴。

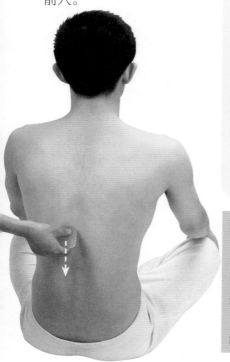

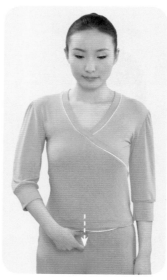

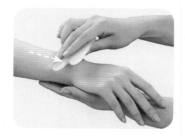

3 用面刮法刮拭患侧三焦经上的外关穴，垂直按揉中渚穴。

2 用面刮法刮拭任脉上的气海穴至关元穴。

治疗方法

耳鸣发作时，刮拭额旁2带、额顶带后1/3段、患侧顶颞后斜带下1/3段、风池穴、悬颅穴至听会穴、角孙穴至翳风穴，每次刮拭5~10分钟；虚证型采用方法1~2，隔衣刮拭至背部、腹部微热，每天1次；实证型用涂刮痧油法，刮拭外关穴、中渚穴，每周1次。

20. 牙痛

自诊方法：牙痛有虚实之别。实火牙痛表现为牙痛甚剧、牙龈红肿，兼口臭口渴、头痛、便秘。虚火牙痛表现为牙痛隐隐，时作时止，牙齿浮动，咬物无力，常在午后、夜晚疼痛加重。可以根据上述症状区分牙痛的虚实证候。刮痧时，实火牙痛，会很快出现痧斑，并有明显的疼痛；虚火牙痛，出痧甚少，经穴处多为酸痛。

刮拭部位

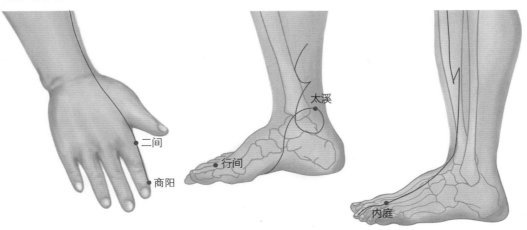

二间

商阳

太溪

行间

内庭

刮拭方法

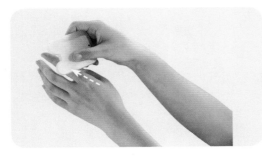

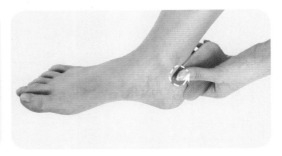

1 实火牙痛：用推刮法刮拭手部二间穴、商阳穴，用垂直按揉法按揉足背部内庭穴。

2 虚火牙痛：用平面按揉法按揉太溪穴，用垂直按揉法按揉行间穴。

治疗方法

刮拭头部额中带、额顶带中 1/3 段、顶颞前斜带下 1/3 段、顶颞后斜带下 1/3 段、下关穴、大迎穴、颊车穴、合谷穴、二间穴、商阳穴，面部穴位须涂美容刮痧乳，每天 1~2 次；实火牙痛加刮内庭穴；虚火牙痛加刮太溪穴、行间穴，补法刮拭。

21. 咽喉肿痛

自诊方法：急性咽喉部红肿疼痛以扁桃体炎最为多见，用涂刮痧油法刮拭，若有密集的痧斑、刺痛感，多为急性炎症引起的实热证，若有咽喉肿痛的症状，以上部位刮拭仅有疼痛，出痧甚少，多为阴虚火旺的慢性炎症或痰湿证。分辨、比较下肢出痧、疼痛的部位，丰隆穴、冲阳穴与太溪穴和水泉穴，孰轻孰重，有助于判断是痰湿证，还是阴虚内热证。

刮拭部位

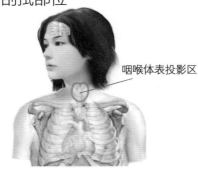

咽喉体表投影区

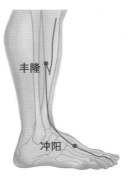

丰隆

冲阳

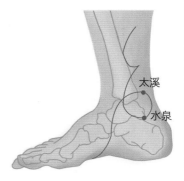

太溪

水泉

刮拭方法

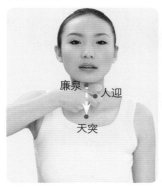

廉泉　人迎

天突

1 用面刮法刮拭颈前咽喉体表投影区，即颈部正中处，从廉泉穴缓慢向下刮拭，再用刮痧板角部缓慢轻刮颈前下部凹陷处，即天突穴的部位。再用面刮法刮拭喉结两侧部位，重点刮拭人迎穴。

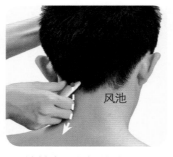

风池

2 以单角刮法刮拭后头部双侧风池穴。

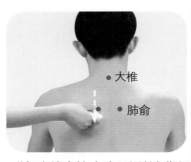

大椎

肺俞

3 以面刮法从上向下刮拭背部大椎穴和双侧膀胱经肺俞穴。

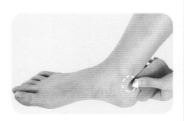

4 用面刮法刮拭下肢丰隆穴，足背冲阳穴，用平面按揉法按揉足踝处太溪穴和水泉穴。

治疗方法

急性期实热证型用涂刮痧油法按照刮拭方法1~4刮拭，3天刮拭1次；用不涂刮痧油法刮拭或用按揉法按揉方法4的穴位，每天1次。慢性阴虚内热证型或痰湿证型，用涂刮痧油法按照刮拭方法1~4，每周刮拭1次；用不涂刮痧油法刮拭或按照按揉方法4按揉各穴位，每天1次。

22. 小儿便秘

自诊方法：按照下面的方法，刮拭部位有紫色或红色痧斑及疼痛感、结节，提示小儿便秘为食积内停；若腹部柔软，刮拭无痧出现，无疼痛感，多为脾胃虚弱，可用补法每天按揉刮拭。

刮拭部位

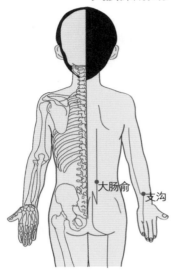

大肠俞　支沟

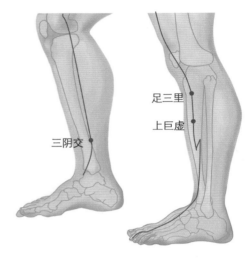

足三里
上巨虚
三阴交

刮拭方法

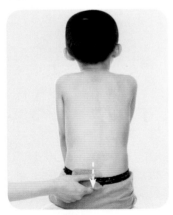

1 用面刮法刮拭背部大肠俞穴、上肢支沟穴。

2 用平面按揉法或面刮法依次刮拭下肢足三里穴、上巨虚穴、三阴交穴。

治疗方法

脾胃虚弱用不涂刮痧油法刮拭腹部两侧大横穴、天枢穴，右侧腹结穴，背部大肠俞穴，上肢支沟穴，下肢足三里穴、上巨虚穴、三阴交穴，隔衣刮拭，每天1次。食积内停用涂刮痧油法刮拭，每周2次，可健脾消积，能有效缓解小儿便秘。

注：小儿的穴位位置以及全息穴区的位置与成人的相同，但要注意在使用手指同身寸法定位穴位时，要使用小儿自己的手指来测量。为小儿刮痧时，手法不可过重，宜多用补法，间或采用平补平泻法。

23. 小儿腹泻

自诊方法：按照下面的方法，刮拭时有明显痛感，或有红色痧斑，提示腹泻为饮食不当或肠道感染所致的实证、热证，刮痧后虽出痧但效果不明显，应立即去医院治疗；若以上部位无痧斑或疼痛，且腹部柔软，多为单纯脾虚腹泻。

刮拭部位

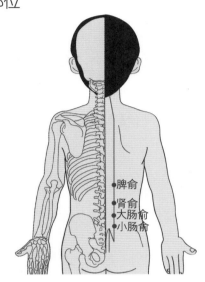

- 脾俞
- 肾俞
- 大肠俞
- 小肠俞

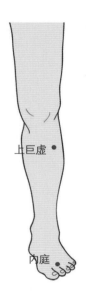

- 上巨虚
- 内庭

刮拭方法

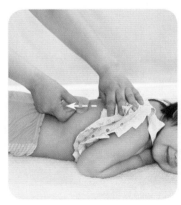

1 用面刮法从上向下刮拭背部膀胱经双侧脾俞穴、肾俞穴、大肠俞穴至小肠俞穴。

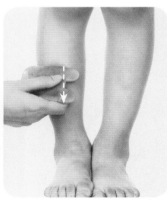

2 用面刮法从上向下刮拭下肢上巨虚穴，垂直按揉内庭穴。

治疗方法

小儿单纯性腹泻，可以刮拭腹部肠的体表投影区、胃的体表投影区、背部腧穴，每天隔衣刮拭 1 次，每次 5~10 分钟；或者用涂刮痧油法，采用自诊刮拭方法 1~2，加刮建里穴至水分穴、天枢穴、章门穴，每周 2 次，可调节小儿肠胃功能，改善小儿腹泻症状。

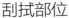

24. 小儿厌食症

自诊方法：按照下面的方法，若经常有紫色、红色痧斑，有明显的疼痛感、结节，提示为脾虚食积引起的厌食；若无痧斑和疼痛、结节，则为脾虚厌食。

刮拭部位

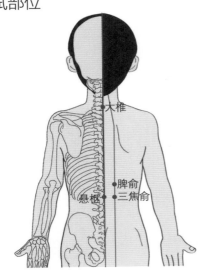

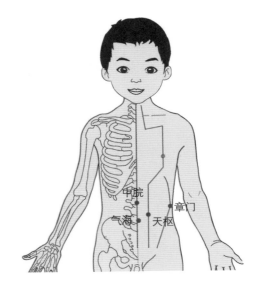

刮拭方法

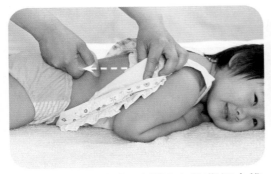

1 用面刮法从上向下刮拭小儿背部大椎穴至悬枢穴，脾俞穴至三焦俞穴。

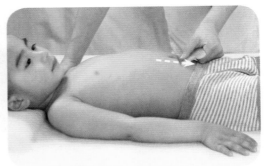

2 用面刮法从上向下刮拭小儿腹部任脉中脘穴至气海穴，胃经双侧天枢穴，肝经双侧章门穴。

治疗方法

　　厌食症治疗采用自诊刮拭方法 1~2，加刮足三里穴、公孙穴，以不涂刮痧油法每天刮拭 1 次，食积的厌食症可用涂刮痧油法刮拭，每周 1 次，并每天按揉四缝穴 1 次，可健脾和胃，消积化滞，能增进食欲，促进脾胃的消化吸收功能。

25. 月经不调

自诊方法：按照下面的方法，刮拭时若出现深紫色密集痧斑及刺痛，提示月经不调为血瘀寒证，可配合艾灸疗法；出现鲜红色痧斑为血热证；出现胀痛、结节为气滞血瘀证；出痧甚少、酸痛为气血不足的血虚证，须用补法刮拭，可配合按摩、艾灸疗法。

刮拭部位

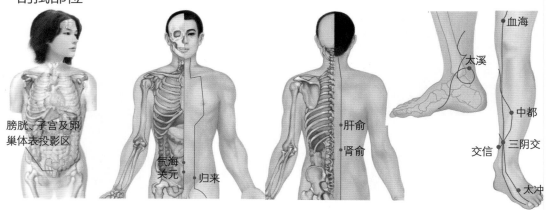

膀胱、子宫及卵巢体表投影区

气海　关元　归来

肝俞　肾俞

血海　太溪　中都　交信　三阴交　太冲

刮拭方法

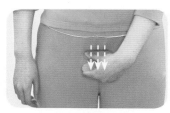

1 用面刮法或双角刮法从上向下刮拭小腹部子宫、卵巢体表投影区。

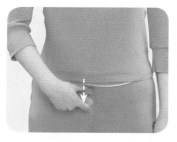

3 用面刮法从上向下刮拭腹部气海穴、关元穴、归来穴。

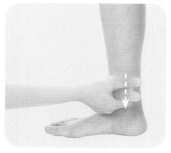

4 用面刮法自上而下刮拭下肢血海穴、三阴交穴、中都穴、交信穴，垂直按揉足部太冲穴，平面按揉太溪穴。

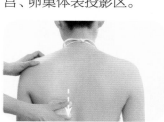

2 用面刮法自上而下刮拭背部双侧肝俞穴至肾俞穴。

治疗方法

　　避开月经期，血虚证型刮拭腹部子宫、卵巢体表投影区，以及下肢血海穴、三阴交穴、太溪穴，每天1次；血瘀寒证型、气滞血瘀证型、血热证型用涂刮痧油法每周刮拭1次背部经穴；月经提前，加太冲穴、太溪穴；月经推后，加血海穴、归来穴；月经先后无定期，加肾俞穴、交信穴。

26. 痛经

自诊方法：按照下面的方法，刮拭时若出现深紫色密集痧斑及刺痛，提示痛经为血瘀寒证，可配合艾灸疗法；出现深色痧斑、胀痛、结节为气滞血瘀证；出痧甚少、酸痛为气血不足的血虚证，须用补法刮拭，可配合按摩、艾灸疗法。

刮拭部位

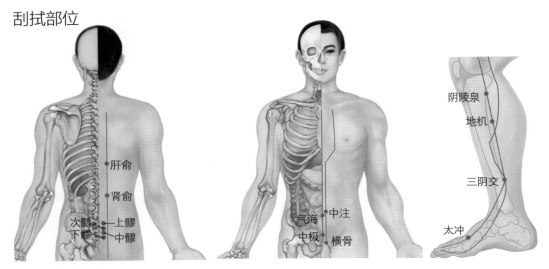

肝俞
肾俞
次髎　上髎
下髎　中髎

气海　中注
中极　横骨

阴陵泉
地机
三阴交
太冲

刮拭方法

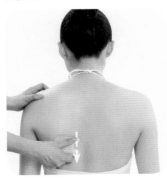

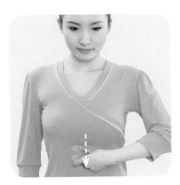

3 用面刮法从上向下刮拭下肢阴陵泉穴、地机穴、三阴交穴，用垂直按揉法按揉太冲穴。

1 用面刮法从上向下刮拭背部肝俞穴、肾俞穴、八髎穴。

2 用面刮法从上向下刮拭下腹部气海穴至中极穴，中注穴至横骨穴。

治疗方法

痛经发作时，用垂直按揉法按揉手部第2掌骨桡侧下腹穴区，寻找疼痛敏感点，重点按揉。血瘀寒证型或气滞血瘀证型，在经前3天内，用涂刮痧油法，采用自诊刮拭方法1~3，可以缓解痛经的症状。血瘀证型用不涂刮痧油法，采用刮拭方法2和3，每天1次。

27. 乳腺增生

自诊方法：按照下面的方法，刮拭背部时有结节，疼痛明显，痧色深而密集，出痧迅速，多为肝气郁结、气滞血瘀引起的乳腺增生，刮痧效果迅速、显著；只有疼痛、结节，出痧甚少者，多属气血亏虚或痰阻乳络，需用补法治疗。

刮拭部位

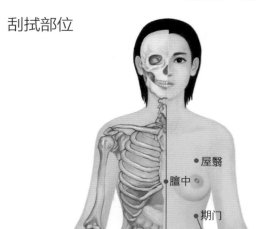
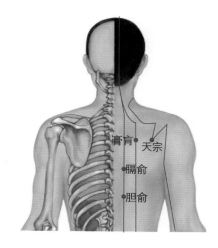

刮拭方法

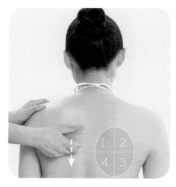

1 先刮拭一侧背部乳房投影区。由于区域较大，可以中心画十字将其划分为4个区域，分别用面刮法从上向下刮拭。边刮拭边寻找疼痛、结节等阳性反应，并重点刮拭阳性反应区。用同样的方法刮拭另一侧背部乳房投影区。

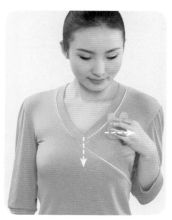

2 以单角刮法自上而下刮拭胸部膻中穴，然后沿肋骨走向从内向外刮拭屋翳穴和期门穴。

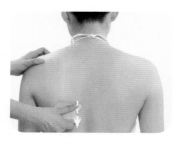

3 以面刮法由内向外刮拭肩井穴，并自上而下刮拭背部膀胱经双侧膏肓穴、膈俞穴、胆俞穴，小肠经天宗穴。

治疗方法

气滞血瘀证型用涂刮痧油法，采用自诊刮拭方法1~3，每周1次；气血亏虚、痰阻乳络证型，需用不涂刮痧油的补法刮拭方法2的部位，每天1次；用涂刮痧油法刮拭方法3的部位，每周刮拭1次。

28. 带下病（盆腔炎）

自诊方法：按照下面的方法，刮拭若出现密集痧斑或明显的疼痛、结节状阳性反应，提示带下为实证，紫暗色痧斑为寒证，鲜红色痧斑为热证；若出痧甚少，经穴以酸痛为主，多为虚证，用补法治疗。

刮拭部位

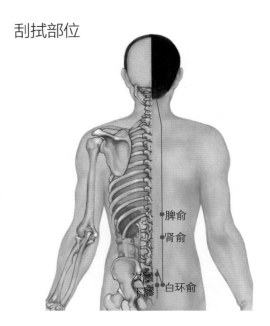

脾俞
肾俞
次髎
下髎　白环俞

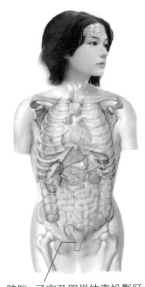

膀胱、子宫及卵巢体表投影区

刮拭方法

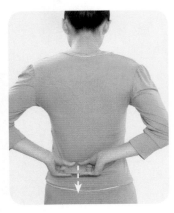

1 用面刮法自上而下刮拭背部双侧脾俞穴至肾俞穴，次髎穴、下髎穴至白环俞穴。

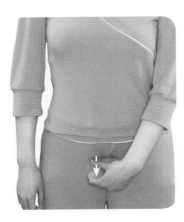

2 用面刮法自上向下刮拭小腹部子宫、卵巢体表投影区。

治疗方法

实证型、热证型、寒证型，用涂刮痧油法，采用自诊刮拭方法 1~2，加刮气海穴至关元穴，双侧带脉，每周 1 次；也可在腹部子宫、卵巢体表投影区拔罐，若罐体内有雾及水珠，提示湿气较盛，须用拔罐法治疗。虚证型可用不涂刮痧油法，每天刮拭方法 1、2 的部位，虚证型、寒证型也可通过艾灸关元穴的方法来调理。

29. 更年期综合征

自诊方法：按照下面的方法，刮拭若出现密集红色痧斑，有疼痛、结节状阳性反应，提示为阴虚内热证，可配合按摩疗法；若出痧甚少或无痧，仅有结节、酸痛、毛孔张大，为肾阳虚，可配合按摩和对腰腹部及下肢经穴做艾灸疗法。

刮拭部位

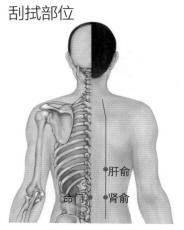

命门　肝俞　肾俞

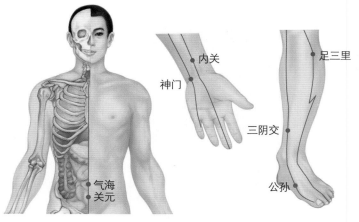

内关　神门　足三里　三阴交　公孙

气海　关元

刮拭方法

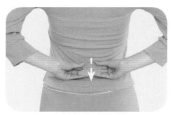

1 用面刮法从上向下刮拭背部督脉命门穴，膀胱经双侧肝俞穴至肾俞穴。

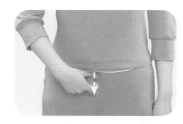

2 用面刮法从上向下刮拭腹部气海穴至关元穴。

治疗方法

　　肾阳虚证型用不涂刮痧油法采用刮拭方法1~3，并配合艾灸疗法，每天1次；阴虚内热证型用涂刮痧油法，采用自诊刮拭方法1~2，每周1次，可滋肾养肝，活血通络，安定神志，调理肝脾，有效缓解更年期的各种症状。

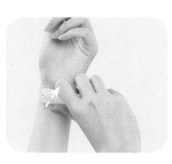

3 用面刮法从上向下刮拭上肢神门穴、内关穴，下肢足三里穴、三阴交穴，足部公孙穴。

30. 阳痿、早泄

自诊方法：按照下面的方法，刮拭若出现密集痧斑、胀痛或刺痛，或有结节样阳性反应，提示阳痿、早泄为肝郁气滞兼有血脉瘀滞的实证；若出痧甚少，颜色浅淡，有胀痛感，为肝肾不足的阳虚证，用补法刮拭。

刮拭部位

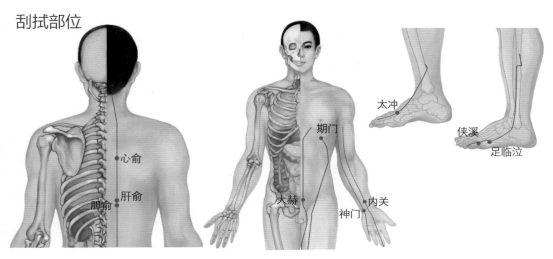

心俞 肝俞 胆俞 期门 大赫 神门 内关 太冲 侠溪 足临泣

刮拭方法

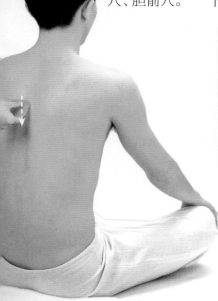

1 用面刮法从上而下刮拭背部心俞穴、肝俞穴、胆俞穴。

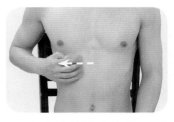

2 用面刮法从内向外刮拭胸胁部期门穴，从上而下刮拭腹部大赫穴。

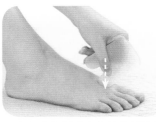

4 用垂直按揉法按揉足背足临泣穴、侠溪穴、太冲穴。

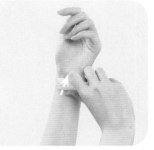

3 用面刮法向指尖方向刮拭上肢内关穴、神门穴。

治疗方法

实证型阳痿、早泄用涂刮痧油法，采用刮拭方法 1~2，每周 1 次；虚证型用不涂刮痧油法采用刮拭方法 1~4，每天 1 次。下腹部、下肢经穴可配合艾灸疗法。

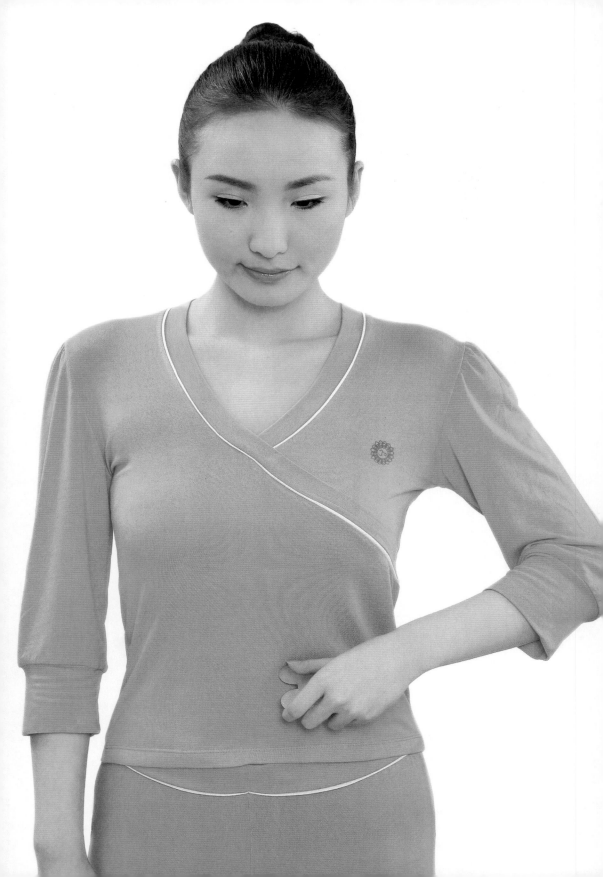

第五章

刮痧诊测脏腑器官健康状况发展趋向

在疾病形成前，如果能识别出疾病的预警信号，掌握疾病发展趋向和规律，在疾病发生前就能预知到可能会出现的病症，而提前采取预防措施，促使亚健康转为健康状态，避免继续发展成为疾病状态。这就是预测健康状况发展趋向的意义。预测健康状况发展趋向并不是诊断疾病，而是透过疾病发展过程的蛛丝马迹，捕捉病前信息，把疾病消灭在萌芽状态。刮痧以最简便的方法，直观地告诉我们身体的健康状况，预测是否有发生疾病的趋向，为预防医学增添了一种新的有效方法。

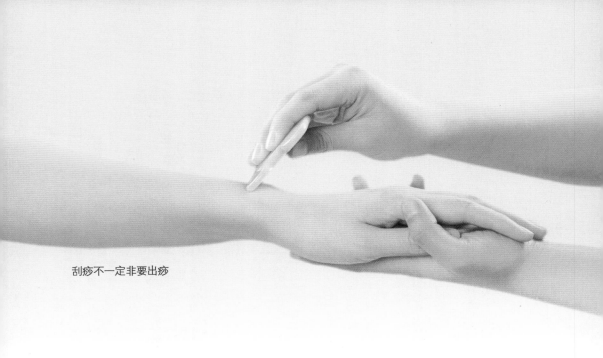

刮痧不一定非要出痧

刮痧诊测健康状况发展趋向的规律

刮痧测健康一般选用涂刮痧油的方法刮拭。按各部位刮拭方法、刮拭方向的要求进行刮拭。每一种健康状况发展趋向的诊测均有多个刮痧部位，可以分次刮拭，短则几分钟，最长不宜超过 20 分钟。

观察痧象和阳性反应的状态及其多次刮痧的变化，将几个部位的刮痧诊断结合起来，综合分析判断健康状况发展趋向。

这种诊断虽然不等同于现代医学意义的器官定位、定性诊断，但是可以判断身体亚健康的部位及其轻重程度，即诊断未病的部位和程度，从而进行早期预防性治疗，并能警示向严重方向发展者尽早去医院进一步检查确诊。

健康状况分析

😊 健康 如各部位刮痧均无痧象和各种阳性反应，或有极少量浅色、分散的痧点，提示该脏腑器官功能正常，身体健康。

😞 亚健康 刮拭多数部位，如经常出现轻度痧象，伴有轻微疼痛，无明显的结节等阳性反应，提示气血轻度失调，常见于没有任何不适症状者以及疲劳时，有轻微症状表现；如刮拭各部位有明显紫红色中度痧斑，刮拭时有明显的疼痛感，提示有气血瘀滞现象，处于亚健康状态，痧色深浅和疼痛程度与身体亚健康的严重程度成正比。每个脏腑器官及症状提供多个刮痧部位，只要 3 个部位出现亚健康表现即可以判断为亚健康状态，部位越多，参考价值越大。

轻重程度

警惕疾病倾向

刮拭各部位，经常出现刺痛，伴有沙砾样、结节状阳性反应，密集样紫红色或青紫色痧斑，提示气血失调严重，警惕疾病倾向。

注意寻找未病部位

经常刮拭各部位，有明显的结节和疼痛，但出痧很少或不出痧，提示局部组织器官缺血性微循环或病变部位较深，在筋、在骨或在脏腑，要结合具体症状加以区分。

以上两种情况应密切观察，及时去医院体检，明确诊断，及早治疗，预防、警惕疾病发生。

健康状况发展趋向

亚健康转为健康状态

经常对各部位刮痧，痧色由深变浅、由多变少，阳性反应减轻或消失。

病情已好转或趋于稳定

出痧少，疼痛明显减轻或消失，但结节等阳性反应未完全消失。

亚健康状态正在向疾病状态发展

经常出痧多、颜色深，疼痛严重，阳性反应不减轻反而越来越明显。

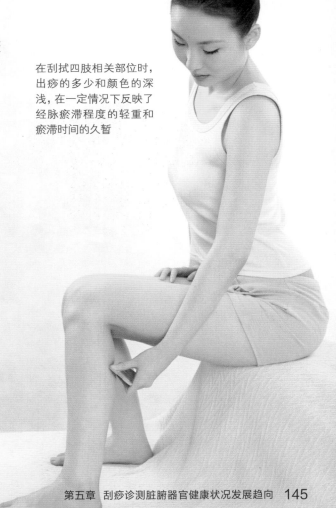

在刮拭四肢相关部位时，出痧的多少和颜色的深浅，在一定情况下反映了经脉瘀滞程度的轻重和瘀滞时间的久暂

刮痧超前诊测大脑健康状况发展趋向

从西医角度讲，大脑是神经中枢，大脑耗氧量约占全身的25%，如果供氧不足，则影响脑组织代谢，大脑细胞活力减弱，从而可能影响全身各脏腑器官的功能。

中医认为心主神志。肾生髓，脑为髓海，督脉、膀胱经、胆经、三焦经、胃经、肝经上行于头部。大脑功能与心、肾功能状态及以上经脉有关。以上经脉脏腑功能正常，阳气充足，人体精力充沛，头清目明；以上经脉脏腑气血失调可以出现神经功能失调。轻度气血失调可以出现失眠多梦，头晕乏力，精力减退。严重的气血失调，可以引发脑部疾病，如眩晕、头痛、精神障碍。

预测大脑健康状况发展趋向，可以及时发现大脑亚健康，及早治疗，预防脑血管、脑神经疾病。

刮拭部位

全头部经脉，额中带，顶颞前后斜带下 1/3 段，手中指背头区，颈部大脑脊椎对应区，上肢心包经、心经。刮拭以上各部位，仔细寻找阳性反应。

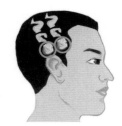

顶颞前后斜带下 1/3 段

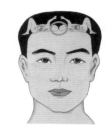

额中带

诊断刮拭方法

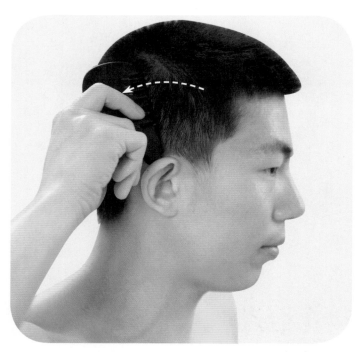

1 面刮法缓慢刮拭全头，顺序是侧头胆经、三焦经、头顶、后头督脉、膀胱经。

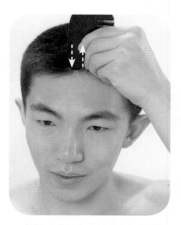

2 用厉刮法刮拭额中带、顶颞前后斜带下 1/3 段。

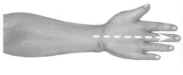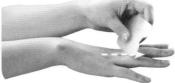

3 推刮法刮拭中指背近指端的两节。

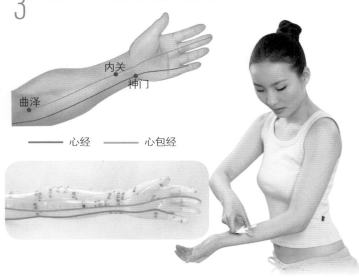

内关
神门
曲泽
—— 心经 —— 心包经

4 推刮法从上向下刮拭心经、心包经，重点刮拭内关穴、神门穴。

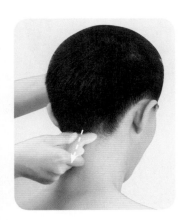

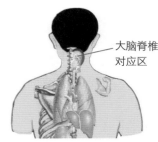

大脑脊椎对应区

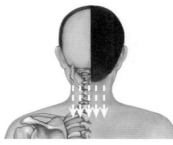

5 推刮法、双角刮法从上向下刮拭颈部大脑脊椎对应区。

1 刮拭以上各部位，观察出现痧象和阳性反应的区域以及有无规律性，按分析健康状况发展趋向的规律，分析大脑健康趋向。

2 确定亚健康经脉，预测亚健康症状：疼痛感和阳性反应出现在头顶、后头部，提示大脑气血瘀滞与督脉、膀胱经有关；出现在侧头部，与胆经、三焦经有关。可以根据气血失调的经脉部位推断身体亚健康的症状，如督脉、膀胱经气血瘀滞阳气不足，可见精力减退、头晕、腰背疼痛等症状，胆经气血瘀滞，可见失眠、多梦、偏头痛等肝胆失调症状。

3 参考面部额头色泽，如颜色晦暗或缺乏光泽，手部大拇指和足大趾形态不饱满、弹性减弱，中指背刮拭的阳性反应可提示大脑亚健康，气血不足、神经衰弱，甚至是脑血管病变的早期表现。

刮痧超前诊测脊椎健康状况发展趋向

从西医角度讲，脊椎是人体的主要支撑结构之一，协调并控制头部和四肢的活动。从椎间孔发出的脊神经，支配脏腑器官，控制着全身的感觉和运动功能。人们日常生活、走路、锻炼、劳动、学习等都离不开脊椎24节椎体和骨盆的活动。当长期固定于某一姿势，不仅会导致肌肉劳损、颈背疼痛、腰部酸软、脊椎骨质增生、椎间盘突出等骨关节疾病，还会因椎骨腔隙内的神经根或血管受到压迫，使血液流通和神经传导感应不畅，影响相关脏腑器官功能，引起脏腑器官功能失调，如时常发作的头痛、眩晕、视力减退、心悸、气短、胸闷、食欲不振、消化不良、胸胁胀满、肝郁气滞以及月经不调、排尿异常等都是典型的症状表现。

刮痧可以及时发现和纠正脊柱的异常变化，不但可以预测脊椎健康状况的发展趋向，还可使脊椎亚健康状态得到及时治疗，对预防脊椎疾病的发生具有重要意义。

刮拭部位

后头部顶枕带，手背第3掌骨及中指背脊椎区，颈背部脊椎对应区，足部脊椎区。刮拭以上各部位，仔细寻找阳性反应。

诊断刮拭方法

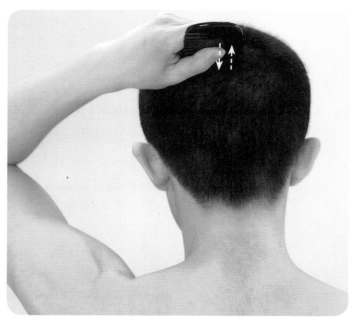

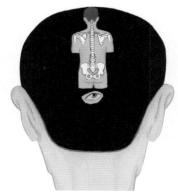

1 厉刮法刮拭后头部顶枕带。

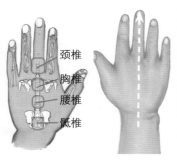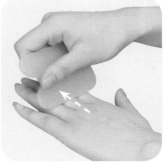

颈椎
胸椎
腰椎
骶椎

2 推刮法刮拭手背第3掌骨及中指背脊椎区。

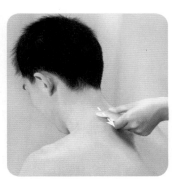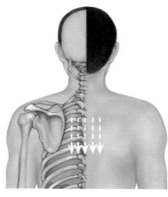

3 推刮法、双角刮法从上向下刮拭颈背部正中督脉两侧夹脊穴和旁开3寸宽的范围。

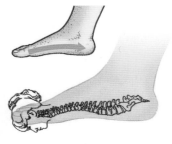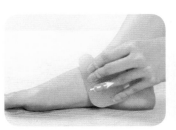

4 推刮法刮拭足部脊椎区。

健康状况发展趋向判断

1 刮拭脊柱部位和手背第3掌骨，对经常出痧或出现阳性反应的部位，确定其椎体位置，可以判断亚健康的具体脊椎部位。如痧象不顺直或用双角同时刮拭脊柱时不顺畅，出现疼痛、弯曲或脊椎两侧肌肉张力不对称、弹性改变均提示脊椎亚健康，弯曲的部位即为亚健康的椎体。刮拭后不顺畅变为畅直即为好转。刮拭后出痧减少，阳性反应减轻，脊椎顺直，两侧肌张力对称，是脊椎转向健康的趋势。若不顺畅部位有僵硬、结节或明显的刺痛，为软组织粘连日久，警惕脊椎病变。刮拭后不减轻，应去医院做进一步检查，及早明确诊断、治疗。

2 晨起脖子不舒服，经常出现落枕，背部僵硬及身体柔韧性减弱都是脊椎退化的早期表现。

3 目测脊椎及两侧肌肉是否对称，肌肉弹性、紧张度是否一致。如有某部位异常隆起、饱满或萎缩、凹陷；双肩高度不对称，头部经常习惯性偏向一侧；走路时身体左右摇晃，也要及早预防和警惕脊椎病变，应注意纠正不良姿势。

刮痧超前诊测心脏健康状况发展趋向

根据中医理论，心脏指的是一个系统，这个系统包括西医讲的人体高级神经中枢、身体功能活动系统、血液循环系统等。心是这个系统的主宰，也是全身各项功能活动的主宰。

心的功能活动与生命质量和寿命长短密切相关。心系统功能正常，高级神经中枢功能良好，全身血液循环正常，面色红润。心功能衰弱，可以出现失眠多梦、健忘、体倦、眩晕、心悸、气短、出汗、五心烦热、面色苍白、舌糜疼痛等症，若心脏有疾病会出现神志异常、心胸憋闷、心前区痛，甚至危及生命。

刮痧预测心脏健康发展趋向，提前发现心脏亚健康，以便及早治疗，避免突发性心脏猝死，可以说刮痧法为我们提供了一种最简单的预测心脏健康的方法。

刮拭部位

心脏体表投影区，心脏脊椎对应区，背部心俞穴、神堂穴，手部中指中冲穴、小指少泽穴，心经少海穴，心包经曲泽穴，第2掌骨心区。刮拭以上各部位，仔细寻找阳性反应。

诊断刮拭方法

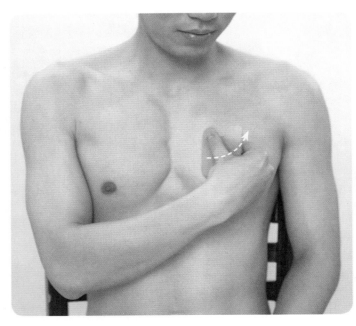

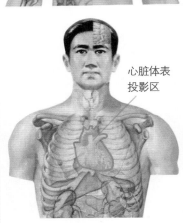

心脏体表投影区

1 推刮法和单角刮法刮拭心脏体表投影区，重点刮拭屋翳穴、神封穴。

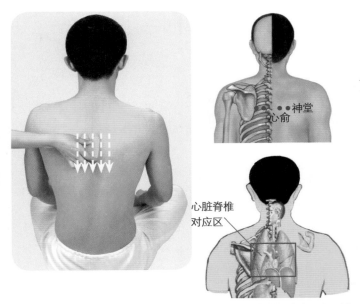

心脏脊椎
对应区

神堂
心俞

2 推刮法和双角刮法从上向下刮拭心脏脊椎对应区。推
刮法从上向下刮拭背部膀胱经心俞穴（第 5 胸椎棘突
下旁开 1.5 寸）、神堂穴。

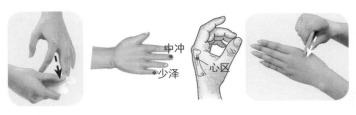

中冲
少泽
心区

3 推刮法刮拭手部中指中
冲穴、小指少泽穴。

4 用垂直按揉法按揉手部
第 2 掌骨心区。

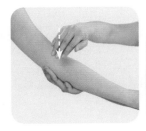

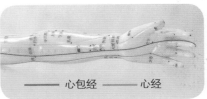

—— 心包经 —— 心经

5 拍打法或推刮法刮拭上
肢部位心经、心包经。

1 心脏脊椎对应区、心俞
穴经常有明显的紫红色
痧斑，痧象不顺直，两侧痧
象不对称，有较重的疼痛
感、结节以及脊椎左侧肌肉
紧张、僵硬；刮拭胸背部以
上穴位及其他各部位常有
密集的深色痧斑、刺痛感或
结节，均提示心脏气血瘀滞
程度较重。若心俞穴酸痛，
肌肉痿软，空虚无力，为心
气虚，两种情况均提示心脏
为重度亚健康状态，警惕疾
病倾向。刮拭后各部位出
痧减少，阳性反应减轻，甚
至消失是心脏向健康转化
的趋向。如刮拭后虽出痧，
阳性反应有改变，但症状没
有减轻，应密切观察，及时
去医院体检，明确诊断，及
早治疗，预防心脏疾病。

2 面部两颧暗红，两眉之
间多皱纹或色泽青暗，
手掌颜色暗红，缺乏光泽，
大鱼际心脏区红暗或青暗，
五指末端颜色比手掌其他
部位明显红暗，中指尖和小
指尖弯曲提示心脏系统气
血失调、功能减弱。

刮痧超前诊测血压健康状况发展趋向

从西医角度来讲，血压指血液作用于动脉血管壁上的压力，是促使血液克服阻力，向前流动，实现血液循环的重要因素。只有血压正常，维持相对稳定的水平，血液才能正常地循环。正常人血压收缩压为 12~18.7 千帕，舒张压为 8~12 千帕。

血压过低（低血压），则不能维持血液正常循环以供应各器官组织的需要，而影响其正常活动。血压过高则增加心脏和血管的负荷，心脏必须加强收缩才能完成射血任务。长期血压过高可引起心室扩大，心输出血量减少，使血液循环功能发生障碍，导致冠心病、左室肥厚、心力衰竭、肾病、周围动脉疾病、中风等并发症。血压过高还易导致血管破裂，严重时会有生命危险。

高血压被称为"无声的杀手"，早期常没有任何症状，刮痧预测并及时发现引起血压改变的因素，判断血压发展趋向对维系健康非常重要。

刮拭部位

头部百会穴，背部心俞穴，心脏体表投影区，心脏脊椎对应区，上肢心包经、心经，颈部血压点，第2掌骨心区。刮拭以上各部位，仔细寻找阳性反应。

诊断刮拭方法

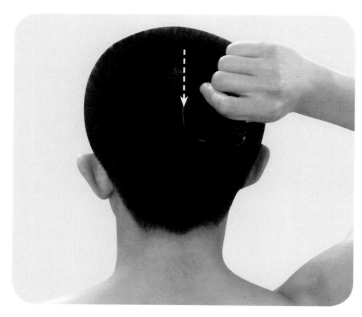

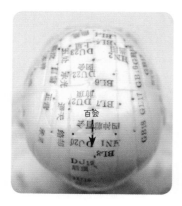

1 用单角刮法刮拭百会穴。

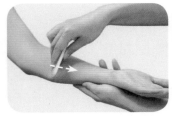
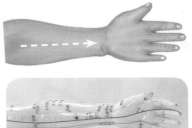
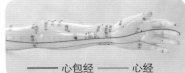

2 推刮上肢心包经、心经。

心包经 —— 心经

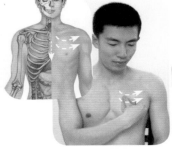
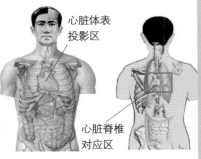

心脏体表投影区

心脏脊椎对应区

3 推刮法、角刮法刮拭心脏体表投影区及心脏脊椎对应区。

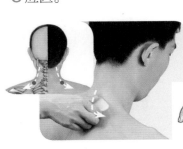
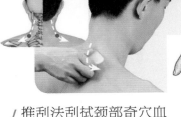
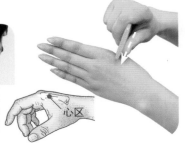

心区

4 推刮法刮拭颈部奇穴血压点（第6~7颈椎棘突之间旁开2寸）。

5 用垂直按揉法按揉手部第2掌骨心区。

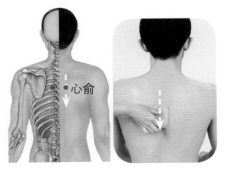

心俞

6 推刮法从上向下刮拭背部膀胱经心俞穴。推刮法、双角刮法从上向下刮拭心脏脊椎对应区。

1 刮拭百会穴、颈部血压点有酸痛感，触摸有凹陷感或刮拭时肌肉松弛无力，出痧少而慢，警惕低血压倾向。刮拭百会穴有胀痛或刺痛，触摸有饱满、隆起感为高血压倾向。刮拭第2掌骨心区经常有刺痛；心脏脊椎对应区经常有明显的紫红色痧斑，痧象不顺直，两侧痧象不对称，有较重的疼痛感、结节以及脊椎两侧肌肉张力、弹性不对称；心脏体表投影区经常有密集痧斑和刺痛感，肘窝心经部位有密集青紫色痧斑，提示血液瘀滞，有血压升高趋向，应密切观察，出现心悸、气短、头晕、失眠、烦躁症状者应及时去医院体检，预防和及早治疗高血压。

2 刮痧结合面部、手部望诊综合判断血压健康趋向更为准确：面色红暗，手掌颜色暗红，缺乏光泽，大鱼际心脏区红暗或青暗，五指末端颜色比手掌其他部位明显红暗，中指尖偏向大拇指一侧，大拇指指甲半月大于指甲的1/5，提示有血压偏高趋向；面色白、欠光泽，手掌颜色白，缺乏光泽，手掌部饱满、弹性差，中指尖偏向小拇指一侧提示有血压偏低趋向。

刮痧超前诊测血脂健康状况发展趋向

从西医角度讲，血脂是人体血浆内脂肪类化合物，包括甘油三酯、胆固醇（包括胆固醇酯和游离胆固醇）、磷脂和游离脂肪酸。血脂增高可使血液流动速度变慢，血脂沉积在血管壁上，易引起动脉粥样硬化，进而发展成冠心病和脑动脉硬化，还可导致其他问题，如糖尿病、白内障、眼底视网膜病变、肾脏疾病，等等。

高血脂被称为"无声的杀手"，早期或者没有并发症时常常没有任何症状，刮痧诊断是早期发现血脂异常最简便的方法。

刮拭部位

背部心俞穴、膈俞穴、肝俞穴、胆俞穴、三焦俞穴，心脏、肝胆脊椎对应区，心脏、肝脏体表投影区，上肢三焦经。刮拭以上各部位，仔细寻找阳性反应。

诊断刮拭方法

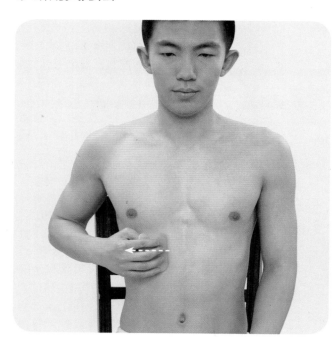

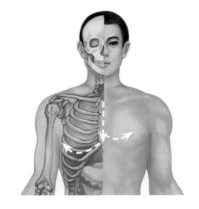

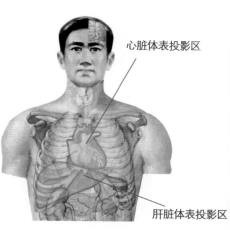

心脏体表投影区

肝脏体表投影区

1 推刮法和单角刮法刮拭胸部心脏体表投影区。推刮法从内向外刮拭肝脏体表投影区。

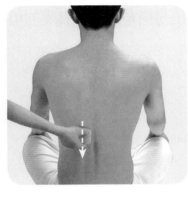

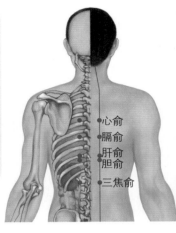

心俞
膈俞
肝俞
胆俞
三焦俞

2 推刮法从上向下刮拭背部膀胱经心俞穴、膈俞穴、肝俞穴、胆俞穴、三焦俞穴。

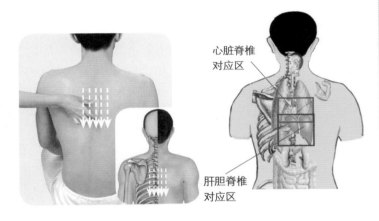

心脏脊椎
对应区

肝胆脊椎
对应区

3 推刮法和双角刮法从上向下刮拭心脏、肝胆脊椎对应区。

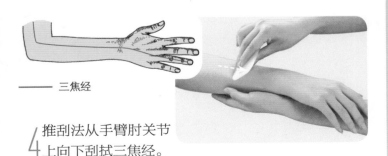

—— 三焦经

4 推刮法从手臂肘关节上向下刮拭三焦经。

1 如心脏、肝胆脊椎对应区，心脏、肝脏体表投影区，背部心俞穴、膈俞穴、肝俞穴、胆俞穴、三焦俞穴，经常有紫红色密集痧斑，刮拭时有疼痛感，提示血液黏稠，流动缓慢，虽无症状表现，也应高度警惕血脂代谢异常，及时化验检查，并及早预防治疗高血脂。出现心悸、气短、头晕等症状者应及时去医院体检，积极治疗高血脂，预防并发症。

2 刮痧结合面部、手部望诊判断血脂健康趋向更为准确：面色红暗，手掌颜色暗红，缺乏光泽，五指末端颜色比手掌其他部位明显红暗，提示有血脂代谢紊乱趋向。内眼角出现脂黄瘤，或内眼角有黄色隆起，黑眼球出现老年环，手背多处有老年斑，提示血脂偏高。

刮痧超前诊测胰腺健康状况发展趋向

西医研究发现，胰腺中的胰岛分泌胰高血糖素和胰岛素，这两种激素可以调节糖、脂肪和蛋白质的代谢，特别对调节糖代谢和维持血糖水平有重要的作用。

胰岛细胞分泌功能减弱时，人体内糖、脂肪和蛋白质代谢紊乱，会引发糖尿病等疾病。糖尿病早期常常没有明显的自觉症状，发展到一定程度会出现多饮、多食、多尿、消瘦等症状，后期眼睛、肾脏、心脑血管等很多部位出现并发症，甚至危及生命。

糖尿病被称为"甜蜜的杀手"，在出现"三多"症状前，刮痧能及早发现胰腺亚健康倾向，是预防和早期治疗糖尿病的简便方法。

刮拭部位

胰腺体表投影区，胰腺脊椎对应区，背部胰俞穴、三焦俞穴，上肢三焦经，下肢糖尿病结节。刮拭以上各部位，仔细寻找阳性反应。

诊断刮拭方法

1 用推刮法从手臂肘关节从上向下刮拭三焦经；从上向下刮拭下肢内侧糖尿病结节处。

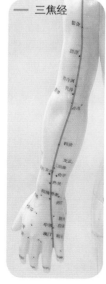

—— 三焦经

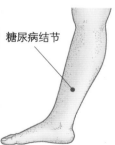

糖尿病结节

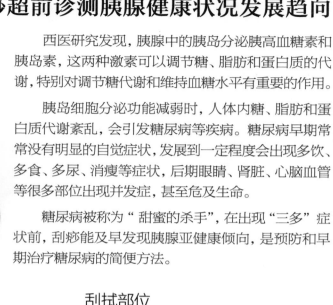

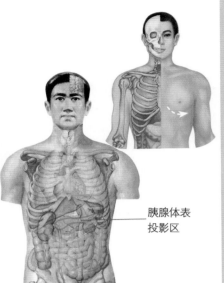

胰腺体表
投影区

健康状况发展
趋向判断

2 推刮法从内向外刮
拭胰腺体表投影区。

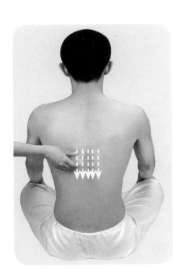

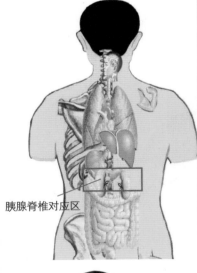

胰腺脊椎对应区

3 推刮法和双角刮法刮拭
胰腺脊椎对应区（第12
胸椎～第2腰椎及两侧3
寸宽的范围）。推刮法从上
向下刮拭背部奇穴胰俞穴
（第8胸椎棘突下旁开1.5
寸）及肝俞穴、三焦俞穴。

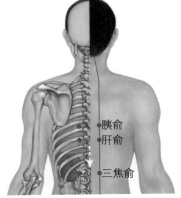

胰俞
肝俞
三焦俞

1 刮拭胰腺脊椎对应区
经常有明显的紫红色
痧斑，痧象不顺直，两侧
痧象不对称，有较重的疼
痛感、结节以及脊椎两侧
肌肉张力、弹性不对称；
刮拭胰俞穴和其他各部
位常有密集的深色痧斑、
刺痛感或结节，均提示胰
腺重度亚健康或有疾病，
有血糖增高趋向，应及时
去医院检查，出现多饮、
多食、多尿和消瘦者，应
积极治疗糖尿病，预防并
发症。

2 刮痧结合手部望诊判
断血糖健康趋向有参
考价值：手掌颜色暗红，
缺乏光泽，五指末端颜色
比手掌其他部位明显红
暗，无名指弯曲，小鱼际
处有明显横向病理纹，无
名指指甲出现明显横纹，
上肢肘关节外侧出现黑
色素沉着也提示胰腺功
能减弱，有血糖增高的
趋向。

刮痧超前诊测肺脏健康状况发展趋向

根据中医理论，肺脏是主管人体内外气体交换的器官，包括鼻腔、咽喉、气管、支气管、肺泡以及皮肤毛孔的呼吸、代谢活动。肺不但是这个系统的主宰，也协调辅助心脏管理全身气机、血液、津液的运行，促进大肠的蠕动、尿液和大便的排泄。肺系统功能正常，机体抗病能力强，精力充沛，呼吸功能良好，不易感冒，皮肤滋润，二便排泄正常。

肺功能减弱，肺脏亚健康可出现气短懒言，周身乏力，自汗畏风，面色淡白、欠光泽，皮肤干燥，五心烦热，口燥咽干，盗汗颧红等症，易感冒，排便不畅，形体消瘦。肺脏出现疾病可见声音嘶哑，咳喘，干咳痰少而黏，或呼吸气短、痰液黄稠、咽喉肿痛等。严重情况下可危及生命。

刮拭部位

背部肺俞穴，前颈部、胸部咽喉、气管及肺脏体表投影区，肺脏脊椎对应区，肺俞穴，肺经尺泽穴、少商穴。刮拭以上各部位，仔细寻找阳性反应。

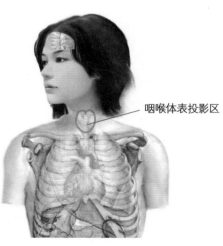

咽喉体表投影区

诊断刮拭方法

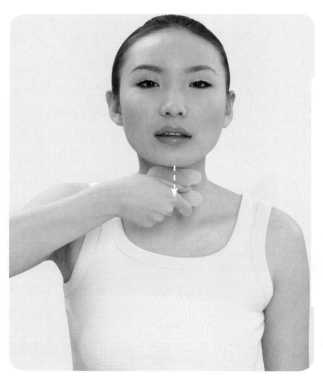

1 推刮法从上向下刮拭前颈部咽喉体表投影区。

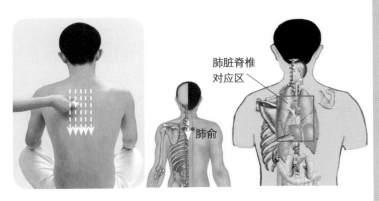

肺脏脊椎
对应区

肺脏脊椎
对应区

肺俞

2 推刮法从上向下刮拭背部肺俞穴。推刮法和双角刮法
从上向下刮拭背部肺脏脊椎对应区。

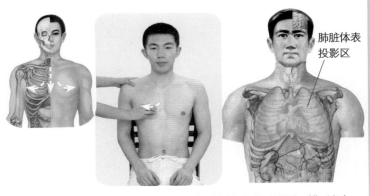

肺脏体表
投影区

3 单角刮法从上向下刮拭胸部气管体表投影区，推刮法
从内向外刮拭肺脏体表投影区。

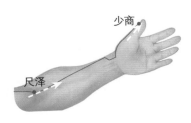

少商

尺泽

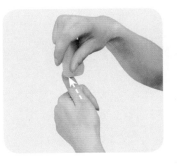

4 推刮法刮拭肺经尺泽
穴，大拇指少商穴。

1 肺脏脊椎对应区经常
有明显的紫红色痧斑，
痧象不顺直，两侧痧象
不对称，有较重的疼痛
感、结节，脊椎两侧肌肉
张力、弹性不对称；刮拭
肺俞穴及其他各部位常
有密集的深色痧斑、刺痛
感或结节，或肺俞穴处酸
痛、凹陷、空虚均提示肺
脏气血瘀滞或肺气虚，程
度较重，为重度亚健康状
态，警惕疾病倾向，及时
刮痧治疗，必要时去医院
进一步检查、诊断，预防
和治疗肺脏疾病。

2 面色白而欠光泽，两
眉之间区域多皱纹，
色泽晦暗，手掌颜色苍
白，缺乏光泽，大拇指根
部变细，指肚弹性差提示
肺气虚，另外也提示肺系
统气血失调，处于亚健康
状态。

刮痧超前诊测脾胃健康状况发展趋向

根据中医理论，脾脏功能是消化饮食，把饮食的精华运输到全身，统摄周身血液，调节血液循环，与水液代谢、肌肉功能有关。胃主要是受纳、初步消化饮食。脾胃功能的强弱可以从全身肌肉状态和口唇的形态色泽上反映出来。

脾胃功能正常，食欲良好，大便规律，无出血性疾病，体重恒定，身轻体健，肌肉饱满弹性好，口唇红润丰满；脾胃功能减弱，亚健康或疾病则食少身倦，腹胀腹痛，便溏，内脏下垂，肌肉松懈，手足欠温，面色萎黄，月经过多；脾胃热盛则胃中灼热不适，消谷善饥，口干口臭，牙龈肿痛，心烦，口舌生疮，心中烦热，大便秽臭、秘结干燥，小便短赤。

诊断刮拭方法

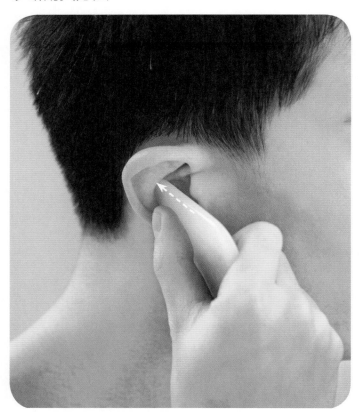

刮拭部位

背部膀胱经脾俞穴、胃俞穴，脾胃脊椎对应区，脾胃体表投影区，下肢脾经隐白穴、胃经厉兑穴，手部第2掌骨桡侧胃区，耳部胃穴。刮拭以上各部位，仔细寻找阳性反应。

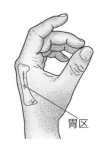

胃区

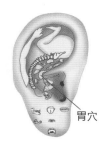

胃穴

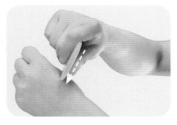

1 用垂直按揉法按揉手部第2掌骨桡侧胃区，耳部胃穴。

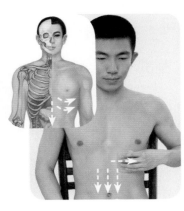

2 推刮法从内向外刮拭脾脏体表投影区，从上向下刮拭胃体表投影区。

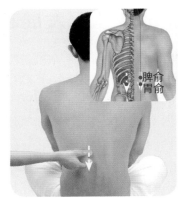

3 推刮法从上向下刮拭背部膀胱经脾俞穴、胃俞穴。推刮法和双角刮法从上向下刮拭脾胃脊椎对应区。

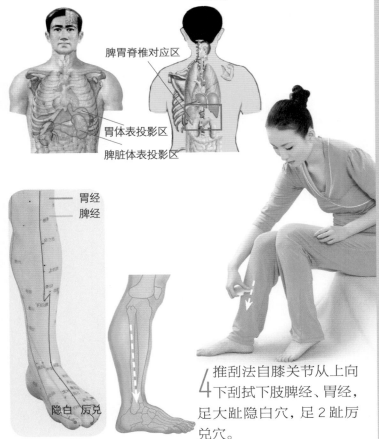

脾胃脊椎对应区

胃体表投影区

脾脏体表投影区

胃经
脾经

隐白 厉兑

4 推刮法自膝关节从上向下刮拭下肢脾经、胃经，足大趾隐白穴，足2趾厉兑穴。

1 脾胃脊椎对应区经常有明显的紫红色痧斑，痧象不顺直，两侧痧象不对称，有较重的疼痛感、结节以及脊椎左侧肌肉紧张、僵硬；刮拭脾俞穴、胃俞穴及其他各部位常有密集的深色痧斑、刺痛感或结节，均提示脾胃气血瘀滞程度较重。若脾俞穴、胃俞穴有酸痛、结节，但出痧少或肌肉松懈、痿软为脾胃气虚。以上两种情况均为重度亚健康状态，警惕疾病倾向，若刮痧后，不见好转，应及时去医院体检、诊断，预防和积极治疗脾胃疾病。

2 面色萎黄，肌肉松懈，面颊部有黄褐斑，手指颜色青暗、缺乏光泽，手掌面指关节处静脉血管隐现，食指弯曲，手掌大鱼际不饱满、弹性差提示脾胃为气血失调，功能减弱，脾胃处于亚健康状态。

刮痧超前诊测肝胆健康状况发展趋向

根据中医理论，肝主疏泄，对脾胃功能和胆功能的发挥起促进和调节的作用。同时还调节精神情志活动、全身气机的运动，参与储藏血液，对周身血液分布起调节作用。肝系统功能正常，则情志愉快，消化机能正常，全身气血调畅，身体柔韧性好，眼睛明亮，脊椎、四肢灵活有力。

肝胆功能减弱，肝气郁结可以出现胸胁胀闷不舒，喜叹息，抑郁，月经不调，痛经，或经前乳房胀痛。肝胆功能失调则头晕目眩，耳鸣耳聋，烦躁易怒，面红耳赤，口苦尿黄，两目干涩，失眠健忘，身体柔韧性差，指甲易脆裂。严重的肝胆功能失调可以出现肝炎、胆囊炎、脂肪肝、胆结石等肝胆疾病以及眼病，妇科疾病，抑郁症，肢体疼痛、麻木震颤等精神、运动疾病等。

刮拭部位

背部肝胆脊椎对应区，膀胱经肝俞穴、胆俞穴，肝胆体表投影区，下肢胆囊穴，肝经，足部大敦穴，胆经，足窍阴穴。刮拭以上各部位，仔细寻找阳性反应。

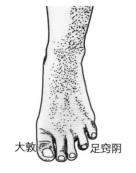

大敦　　　　足窍阴

诊断刮拭方法

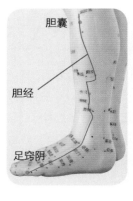

胆囊

胆经

足窍阴

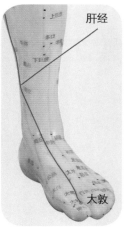

肝经

大敦

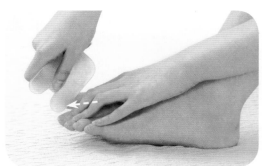

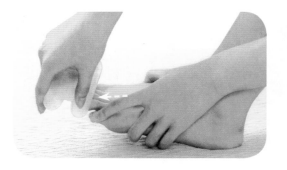

1 推刮法从上向下刮拭下肢胆囊穴（足少阳胆经阳陵泉穴下约 2 寸处的敏感点）。推刮法从膝关节上向下刮拭下肢肝经、胆经，足部大趾大敦穴，足 4 趾足窍阴穴。

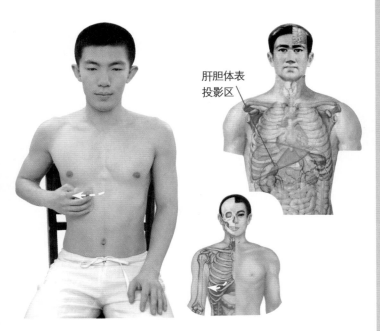

肝胆体表
投影区

2 推刮法从内向外刮拭肝胆体表投影区。

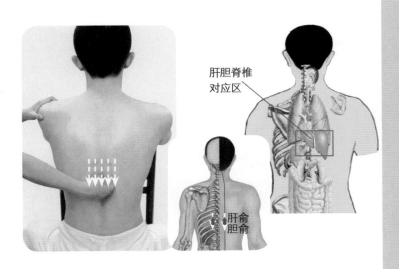

肝胆脊椎
对应区

肝俞
胆俞

3 推刮法和双角刮法从上向下刮拭背部肝胆脊椎对应区。推刮法从上向下刮拭背部膀胱经肝俞穴、胆俞穴。

健康状况发展趋向判断

1 刮拭肝胆脊椎对应区，经常有明显的紫红色痧斑，痧象不顺直，两侧痧象不对称，有较重的疼痛感、结节以及脊椎右侧肌肉紧张、僵硬；刮拭肝俞穴、胆俞穴及其他各部位常有密集的深色痧斑、刺痛感或结节，均提示肝胆气血瘀滞程度较重。若肝俞穴、胆俞穴有酸痛、结节，但出痧少，或肌肉松懈痿软为肝胆气虚。以上两种情况均为重度亚健康状态，警惕疾病倾向。若刮痧后，不见好转，应及时去医院体检，明确诊断，预防和积极治疗肝胆疾病。

2 面色青暗，额头两侧有黄褐斑或鼻中部颜色晦暗，手掌颜色青暗或土黄色、缺乏光泽，中指和无名指根部变细、漏缝也提示肝胆系统气血失调，肝胆系统处于亚健康状态。

刮痧超前诊测肾脏健康状况发展趋向

根据中医理论，肾脏的主要功能是藏精，可藏五脏六腑精气，滋养脏腑和肢体各组织，滋养骨和髓，直接参与调节人体的生长发育、泌尿生殖、内分泌、呼吸、骨骼的某些功能以及头发、牙齿、耳、脑髓的功能活动。肾系统功能正常，则生长发育良好，精力充沛，骨骼健壮，泌尿生殖系统功能正常，齿坚发浓。

肾脏功能减弱，会出现腰膝酸软，形寒肢冷，精力减退，易健忘，视力、听力减退，生殖功能衰退，月经不调，阳痿遗精，发脱齿摇，或尿频、尿清长、遗尿，或脱发、早白，齿脱、齿摇，怕冷或怕热，手足心热，盗汗等症。肾脏系统衰弱则幼儿生长发育迟缓，成人早衰，易患骨关节疾病及泌尿生殖系统疾病。

刮拭部位

头部额旁 3 带，额顶带后 1/3 段，膀胱经肾俞穴、命门穴、膀胱俞穴、八髎穴、委中穴、委阳穴、至阴穴，肾经阴谷穴，肾、膀胱、生殖器官的脊椎对应区，第 3 掌骨下 1/3 段。刮拭以上各部位，仔细寻找阳性反应。

诊断刮拭方法

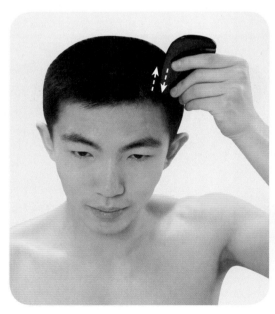

1 厉刮法刮拭头部额旁 3 带，额顶带后 1/3 段。

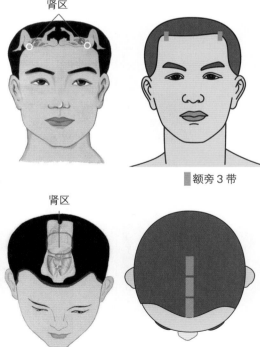

肾区

■ 额旁 3 带

肾区

■ 额顶带后 1/3 段

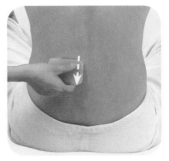

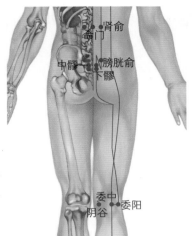

2 推刮法从上向下刮拭背腰部膀胱经肾俞穴、命门穴、膀胱俞穴、八髎穴。

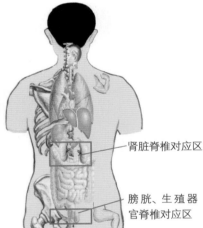

肾脏脊椎对应区

膀胱、生殖器官脊椎对应区

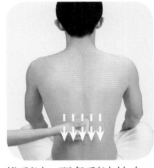

3 推刮法、双角刮法从上向下刮拭肾、膀胱、生殖器官的脊椎对应区。

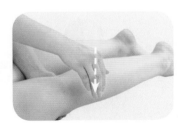

4 拍打法拍打膝窝膀胱经委中穴、委阳穴，肾经阴谷穴。

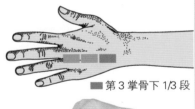

■第3掌骨下1/3段

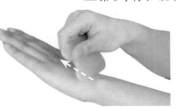

5 推刮法刮拭手背第3掌骨下1/3段，足部小趾至阴穴。

健康状况发展趋向判断

1 肾、膀胱、生殖器官脊椎对应区经常有明显的紫红色痧斑，痧象不顺直，两侧痧象不对称，有较重的疼痛感、结节以及脊椎两侧肌肉张力、弹性不对称；刮拭肾俞穴及其他各部位常有刺痛、深色密集痧斑或结节，均提示肾脏系统气血瘀滞程度较重；若肾俞穴、命门穴有酸痛、结节，但出痧少，或肌肉松懈为肾气虚。以上两种情况均为重度亚健康状态，根据脊椎对应区痧象及阳性反应所在部位和症状表现，区分、确定亚健康部位在腰椎、肾脏，还是泌尿生殖器官。警惕疾病倾向，若刮痧后，不见好转，应及时去医院体检。

2 面色晦暗，特别是下颌部位缺乏光泽，下颌两侧及口唇周围有黄褐斑或久治不愈的痤疮，手掌颜色晦暗、缺乏光泽，小鱼际不饱满、缺乏弹性，小指根部向后弯曲提示肾气虚，肾系统处于亚健康状态。

刮痧超前诊测乳腺健康状况发展趋向

从西医角度讲，乳腺增生、乳腺纤维瘤等乳腺疾病的发病原因与内分泌失调及精神因素有关，典型症状是乳房胀痛和乳内肿块。乳腺增生分单纯性增生和囊性增生两类。乳腺单纯性增生预后良好，囊性增生属于癌前病变，癌变的概率为 3%~5%。乳腺纤维瘤是乳房良性肿瘤中最常见的一种，主要症状是乳房肿块，大多为无痛性，仅14% 有轻微疼痛。

刮痧测查乳腺健康，及早发现乳腺亚健康，判断其轻重程度，是早日发现乳腺病变，维护乳腺健康，预防乳腺疾病最简便的方法。

刮拭部位

胸部胃经屋翳穴、乳根穴，背部乳房投影区，乳房脊椎对应区（第2~10胸椎），背部膀胱经肝俞穴、胆俞穴。刮拭以上各部位，仔细寻找阳性反应。

诊断刮拭方法

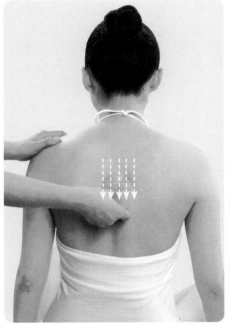

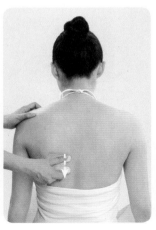

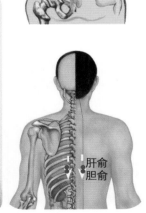

乳房脊椎对应区

肝俞
胆俞

1 推刮法和双角刮法从上向下刮拭背部乳房脊椎对应区。推刮法从上向下刮拭背部膀胱经肝俞穴、胆俞穴。

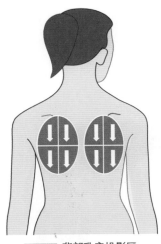

■ 背部乳房投影区

2 推刮法从上向下刮拭背部乳房投影区。

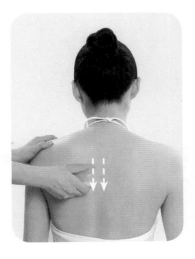

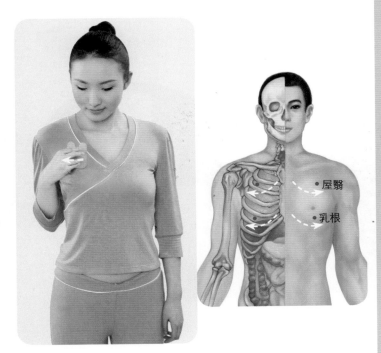

• 屋翳
• 乳根

3 推刮法从内向外刮拭胸部胃经屋翳穴、乳根穴。

1 刮拭乳房脊椎对应区，经常有明显的紫红色痧斑，痧象不顺直，两侧痧象不对称，有较重的疼痛感、结节以及脊椎两侧肌肉张力、弹性不对称；背部肝俞穴、胆俞穴有刺痛、痧斑和结节；背部乳房投影区在同一部位经常出现紫红色密集痧斑，伴有疼痛的结节等阳性反应，均提示乳腺气血瘀滞程度较重，为重度亚健康状态，警惕乳腺疾病倾向。背部刮拭后出痧减少，结节缩小或消失，乳腺增生好转。

2 痧斑密集、疼痛或结节处所对应的前方乳房区常是乳腺增生或乳腺纤维瘤的部位，其密集痧象的形态或结节形态常提示乳腺增生部位的形态。有顽固性的疼痛性结节，出痧较少，或结节有一定柔韧度，刮拭后不易缩小、消失，常提示乳腺囊性增生或乳腺纤维瘤等疾病，应密切观察，及时去医院体检。

3 手掌肝区颜色青暗，无名指下方、感情线和智慧线中间有梭形纹，中指和无名指根部变细、漏缝，具备以上几点应警惕乳腺增生。

附录

全息刮痧部位图表

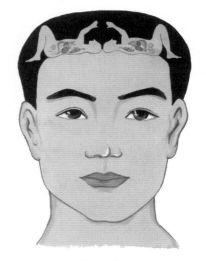

头前全息

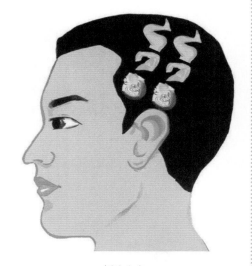

侧头全息

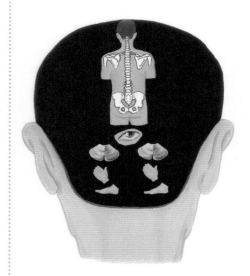

后头全息

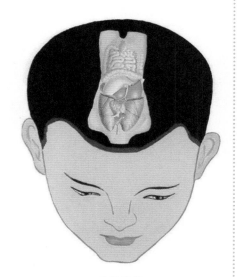

头顶全息

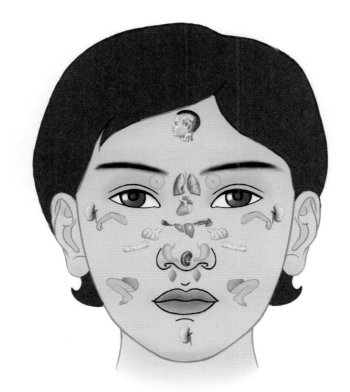

面部全息

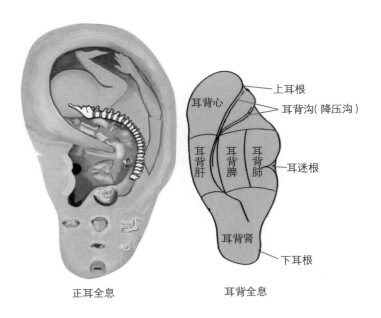

正耳全息

耳背全息

上耳根
耳背沟（降压沟）
耳背心
耳背肝
耳背脾
耳背肺
耳迷根
耳背肾
下耳根

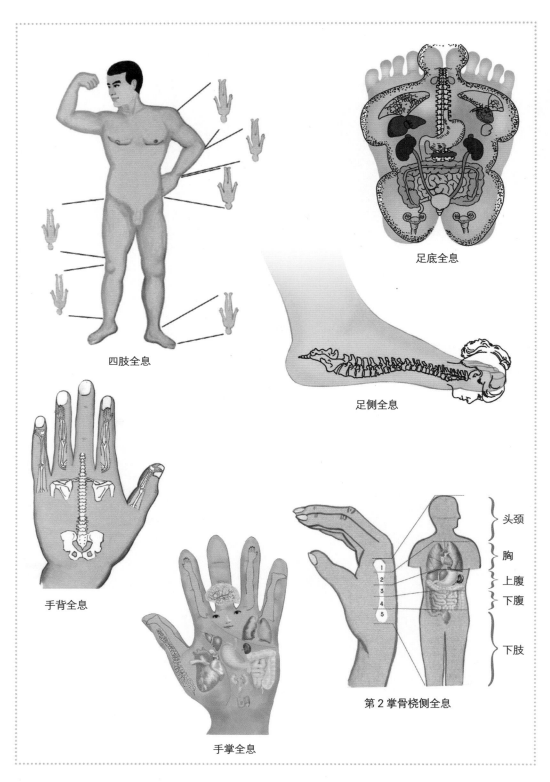

四肢全息

足底全息

足侧全息

手背全息

手掌全息

第 2 掌骨桡侧全息

头颈

胸

上腹

下腹

下肢

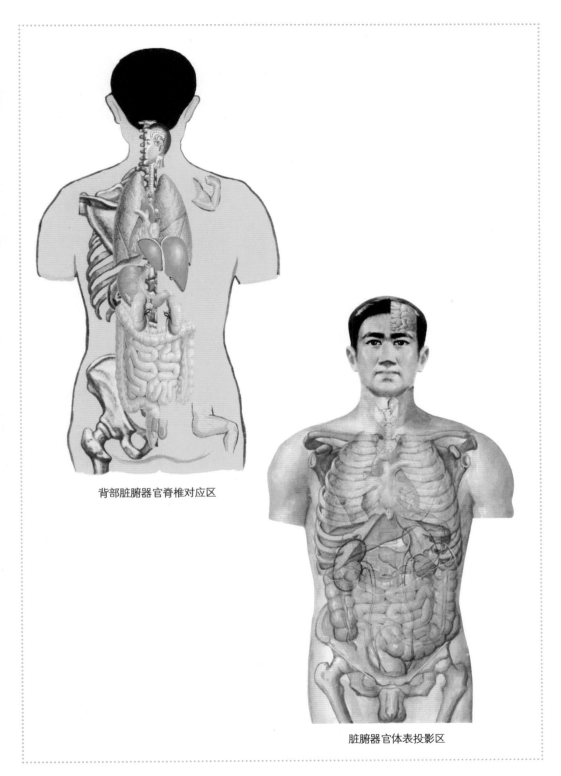

背部脏腑器官脊椎对应区

脏腑器官体表投影区

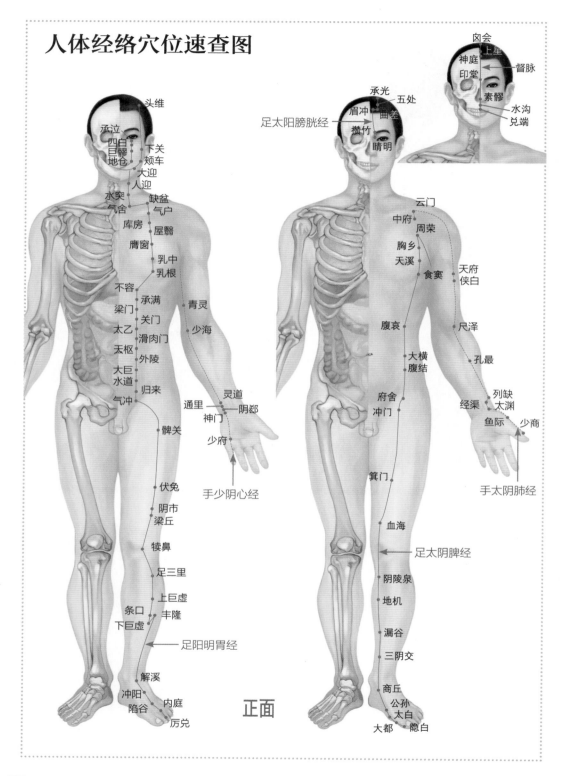

人体经络穴位速查图

头维
承泣
四白
巨髎
地仓
大迎
人迎
下关
颊车
水突
气舍
缺盆
气户
库房
屋翳
膺窗
乳中
乳根
不容
承满
梁门
关门
太乙
滑肉门
天枢
外陵
大巨
水道
归来
气冲
青灵
少海
通里
灵道
神门
阴郄
少府

手少阴心经

髀关
伏兔
阴市
梁丘
犊鼻
足三里
上巨虚
条口
丰隆
下巨虚

足阳明胃经

解溪
冲阳
陷谷
内庭
厉兑

囟会
上星
神庭
印堂
督脉
素髎
水沟
兑端

承光
五处
眉冲
曲差
攒竹
睛明

足太阳膀胱经

云门
中府
周荣
胸乡
天溪
食窦
天府
侠白
腹哀
尺泽
大横
腹结
孔最
府舍
冲门
列缺
经渠
太渊
鱼际
少商

手太阴肺经

箕门
血海

足太阴脾经

阴陵泉
地机
漏谷
三阴交
商丘
公孙
太白
大都
隐白

正面

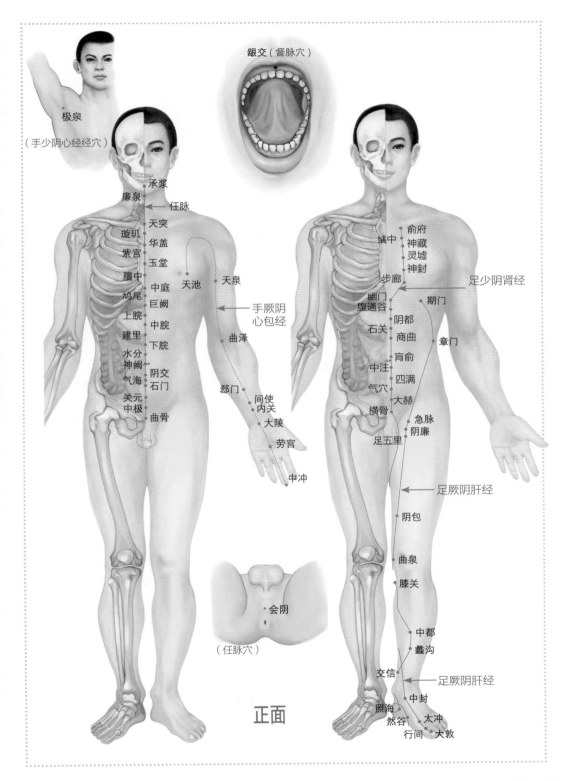

龈交（督脉穴）

极泉
（手少阴心经经穴）

承浆
廉泉   任脉
天突
璇玑   华盖
紫宫   玉堂
膻中   天池   天泉
中庭
鸠尾   巨阙
上脘   中脘   手厥阴
建里   下脘   心包经
水分
神阙   阴交   曲泽
气海   石门
关元   郄门
中极   曲骨   间使
内关
大陵
劳宫
中冲

俞府
彧中   神藏
灵墟
神封
步廊   足少阴肾经
幽门
腹通谷   期门
阴都
石关   章门
商曲
肓俞
中注   四满
气穴   大赫
横骨   急脉
阴廉
足五里

足厥阴肝经

阴包

曲泉
膝关

中都
蠡沟
交信   足厥阴肝经
中封
照海   太冲
然谷
行间   大敦

会阴
（任脉穴）

正面

附录 173

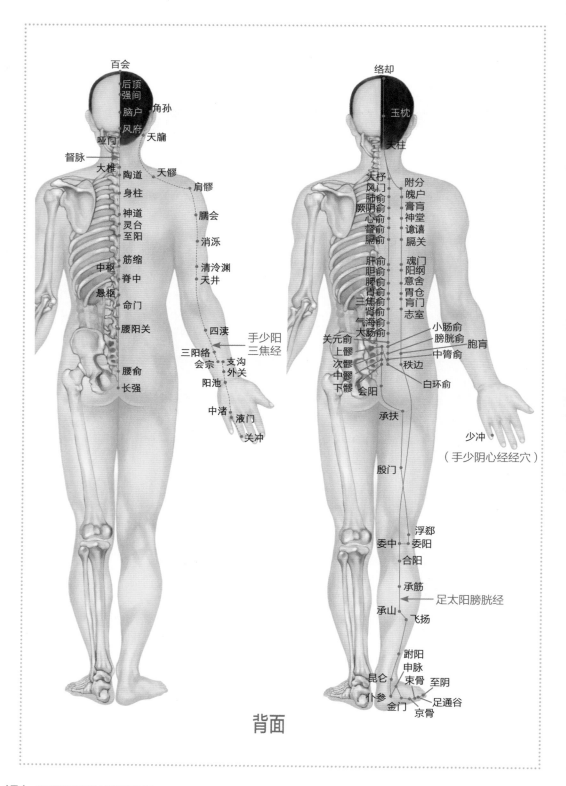

百会
后顶
强间
脑户
风府
角孙
哑门
天牖
督脉
大椎
陶道
天髎
身柱
肩髎
神道
臑会
灵台
至阳
消泺
筋缩
清泠渊
中枢
脊中
天井
悬枢
命门
腰阳关
四渎
三阳络
会宗
支沟
腰俞
外关
阳池
长强
手少阳
三焦经
中渚
液门
关冲

络却
玉枕
天柱
天杼
风门
附分
肺俞
魄户
厥阴俞
膏肓
心俞
神堂
督俞
谚谆
膈俞
膈关
肝俞
魂门
胆俞
阳纲
脾俞
意舍
胃俞
胃仓
三焦俞
肓门
肾俞
志室
气海俞
大肠俞
小肠俞
关元俞
膀胱俞
上髎
中膂俞
胞肓
次髎
中髎
秩边
下髎
会阳
白环俞
承扶
少冲
（手少阴心经经穴）
殷门
浮郄
委中
委阳
合阳
承筋
足太阳膀胱经
承山
飞扬
跗阳
申脉
昆仑
束骨
至阴
仆参
金门
足通谷
京骨

背面

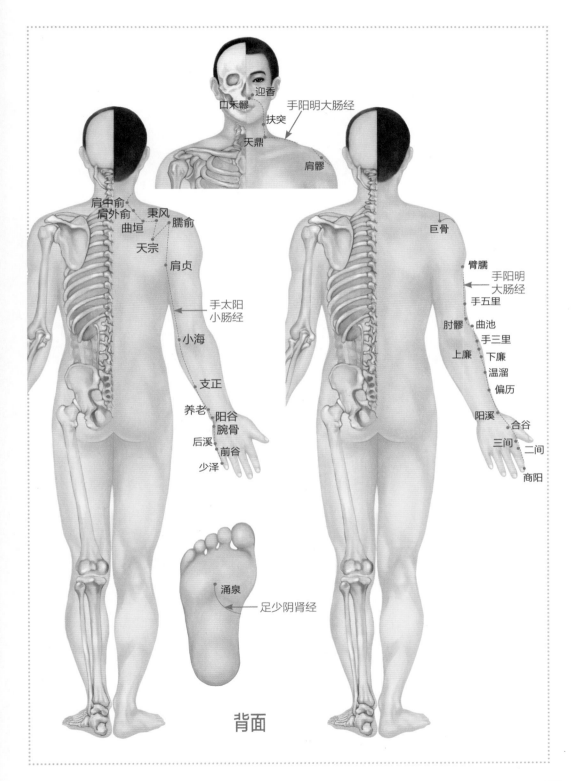

迎香
口禾髎
扶突
天鼎
肩髎
手阳明大肠经

肩中俞
肩外俞
秉风
曲垣
臑俞
天宗
肩贞
手太阳
小肠经
小海
支正
养老
阳谷
腕骨
后溪
前谷
少泽

巨骨
臂臑
手阳明
大肠经
手五里
肘髎
曲池
手三里
上廉
下廉
温溜
偏历
阳溪
合谷
三间
二间
商阳

涌泉
足少阴肾经

背面

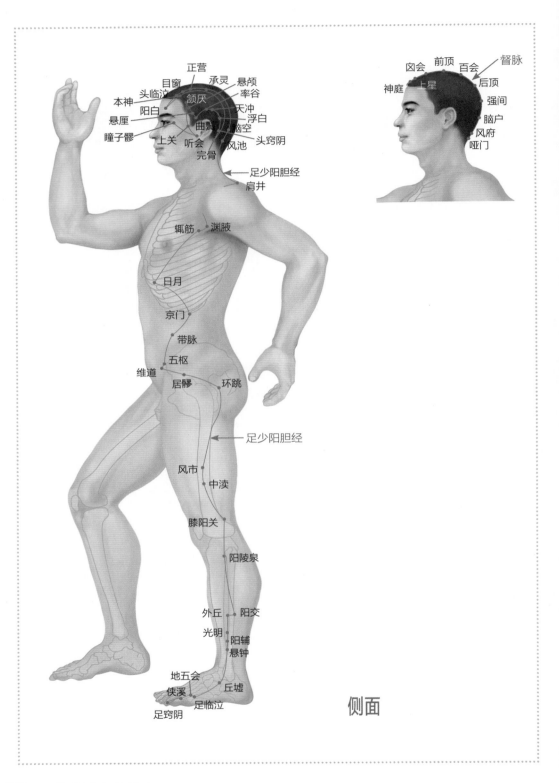

正营
目窗　　承灵　悬颅
头临泣　　颔厌　率谷
本神　　　　　　天冲
阳白　　　　　　浮白
悬厘　　曲鬓　脑空
瞳子髎　上关　　头窍阴
　　　　听会　风池
　　　　完骨
← 足少阳胆经
肩井

辄筋　渊腋

日月

京门

带脉

五枢

维道　居髎　　环跳

← 足少阳胆经

风市

中渎

膝阳关

阳陵泉

外丘　阳交
光明
阳辅
悬钟
地五会
侠溪　　丘墟
足临泣
足窍阴

囟会　前顶　百会　督脉
神庭　上星　　后顶
　　　　　　强间
　　　　　脑户
　　　　　风府
　　　　　哑门

侧面

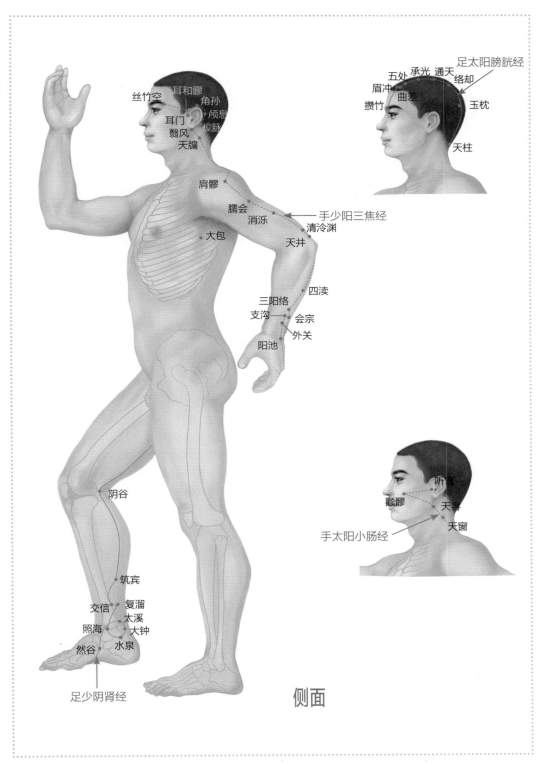

丝竹空
耳和髎
角孙
颅息
瘈脉
耳门
翳风
天牖

五处　承光　通天
眉冲　　　络却
攒竹　曲差
　　　　　　　足太阳膀胱经
　　　　玉枕
　　　天柱

肩髎
臑会
消泺　　　手少阳三焦经
　　清冷渊
天井
大包

四渎
三阳络
支沟　　会宗
外关
阳池

阴谷

听宫
颧髎　　天容
　　　　天窗
手太阳小肠经

筑宾
交信　复溜
　　太溪
照海　大钟
然谷　水泉

足少阴肾经

侧面

好书热荐

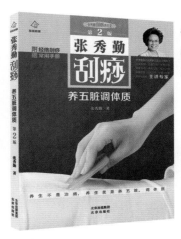

《张秀勤刮痧养五脏调体质》第2版
（附赠经络刮痧常用手册）
张秀勤 著

定价：59.80元

本书介绍9种体质的刮痧保健法、从头到脚各部位的刮痧保健法、五官的刮痧保健法、皮脉肉筋骨的刮痧保健法以及不同年龄的刮痧保健法和四季刮痧保健法。阅读本书你将学会运用中医思维读懂自己的身体语言，从中找到最适合自己的养五脏调体质的刮拭方法。图书全彩设计印刷，采用真人照片与穴位图相结合的形式，让找穴更容易，操作更简便。

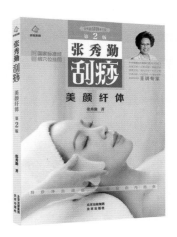

《张秀勤刮痧美颜纤体》第2版
（附赠国家标准经络穴位挂图）
张秀勤 著

定价：59.80元

本书详细介绍了全息经络刮痧美容的方法，帮助你解决面部肌肤、局部瘦身塑形以及五脏六腑保养的各种问题，并给出了刮拭方法、刮拭部位和刮拭时间的建议。本书将全息刮痧、经络刮痧和手耳足刮痧结合起来，全面保养，重点刮拭，让你拥有健康的身体，做个自信的女人。图书全彩设计印刷，每个刮痧步骤都配有清晰的图片加以说明，方便读者对照操作。

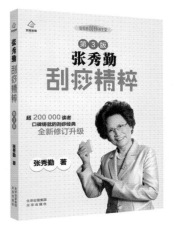

《张秀勤刮痧精粹》第3版
张秀勤 著

定价：49.80元

本书为中医刮痧保健入门书。书中精心挑选出刮痧疗法在保健、诊断、美容、治疗领域中最常见、最精华的部分集结成册，内容实用，实操性强。读者可根据自身的需求，随时进行自我刮痧诊断，及时发现亚健康的部位，有针对性地进行保健、疗疾、居家美容，甚至为自己和家人解急时之需。图书全彩设计印刷，每个刮痧步骤都配有清晰的图片加以说明，方便读者操作。

好书热荐

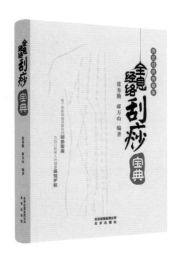

《全息经络刮痧宝典》
张秀勤　郝万山　编著

定价：128.00 元

　　本书凝结两位中医名家几十年的临床、教学经验和研究成果。系统介绍了全息经络刮痧法的理论基础、机理、优势与临床应用，以及全息经络刮痧的具体方法，重点介绍了114种常见病症的刮痧疗法，并配有彩色图解，简便易学。书中运用生物全息理论，指导刮痧疗法的选区配穴，将刮痧疗法的临床作用细化为诊断、治疗、美容、保健四个系列，并总结出各自的理法方术。书中首次提出减痛舒适的三级刮痧术，倡导精准辨证刮痧，更新了人们对传统刮痧疗法的认知。书中还介绍了保健刮痧法、快速易学的全息经络手诊法，使防病治病更有针对性。本书为精装版的刮痧百科全书，内容全面具体，文字深入浅出，配图标注清晰，一目了然，便于查找。读者只要找到所患病症的刮拭图文，按图索骥，就能给自己和家人保健治病。

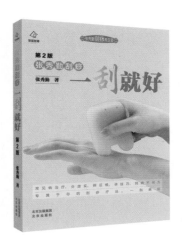

《张秀勤刮痧一刮就好》第 2 版
张秀勤　著

定价：59.80 元

　　本书向有一定刮痧基础的读者介绍一刮就好的精准刮痧法。书中详细介绍中医刮痧要遵循中医一人一方的治疗原则，先分清虚实，确定自己的疾病证候，再用不同手法对证刮痧。巧用刮痧之长，做到如量体裁衣般私人定制的精准刮痧，定能激发身体的自调机能，治疗各种病症。若能综合运用书中根据自身寒热虚实状况配以其他技法，取各法之长，补身体之短，则效果更佳。

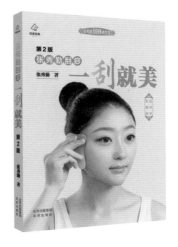

《张秀勤刮痧一刮就美》第 2 版
张秀勤　著

定价：78.00 元

　　本书所讲的刮痧变美是基于传统刮痧方法，专门针对女性的生理特点，并结合现代人的美容问题和对美容的需求而编写的，适合各种美容问题的防治，更适合于日常美容护理，既可以消斑祛痘，又可以改善肤质、减少皱纹、延缓皮肤衰老。本书采用真人图解的方式，把面部遇到的各种问题详细地分步骤地展现给读者，让读者轻松掌握刮痧美容的方法。

图书在版编目（CIP）数据

张秀勤刮痧快速诊测健康 / 张秀勤著. — 2版. —
北京：北京出版社，2020.12
　（张秀勤刮痧养生堂）
　ISBN 978-7-200-15089-6

　Ⅰ．①张… Ⅱ．①张… Ⅲ．①刮搓疗法 Ⅳ.
①R244.4

中国版本图书馆CIP数据核字(2020)第209150号

张秀勤刮痧养生堂

张秀勤刮痧快速诊测健康　第2版
ZHANG XIUQIN GUASHA KUAISU ZHENCE JIANKANG DI-2 BAN

张秀勤　著

*

北 京 出 版 集 团
北 京 出 版 社　出版
（北京北三环中路6号）
邮政编码：100120

网址：ｗｗｗ．ｂｐｈ．ｃｏｍ．ｃｎ
北 京 出 版 集 团 总 发 行
新 华 书 店 经 销
雅迪云印（天津）科技有限公司印刷

*

787毫米×1092毫米　16开本　12印张　200千字
2015年5月第1版　2020年12月第2版　2020年12月第2次印刷
ISBN 978-7-200-15089-6
定价：59.80元
如有印装质量问题，由本社负责调换
质量监督电话：010-58572393